专家与您面对面

痛经

主编/许兰芬　江荷叶　江　莉

U0307128

中国医药科技出版社

图书在版编目（CIP）数据

痛经 / 许兰芬，江荷叶，江莉主编 . -- 北京：中国医药科技出版社，2016.01（专家与您面对面）

ISBN 978-7-5067-7862-6

Ⅰ . ①痛… Ⅱ . ①许… ②江… ③江… Ⅲ . ①痛经 – 防治 Ⅳ . ① R711.51

中国版本图书馆 CIP 数据核字 (2015) 第 237820 号

专家与您面对面——痛经

美术编辑 陈君杞

版式设计 大隐设计

出版 中国医药科技出版社

地址 北京市海淀区文慧园北路甲 22 号

邮编 100082

电话 发行：010-62227427 邮购：010-62236938

网址 www.cmstp.com

规格 880×1230mm $^1/_{32}$

印张 $4^3/_8$

字数 69 千字

版次 2016 年 1 月第 1 版

印次 2016 年 1 月第 1 次印刷

印刷 北京九天众诚印刷有限公司

经销 全国各地新华书店

书号 ISBN 978-7-5067-7862-6

定价 19.80 元

本社图书如存在印装质量问题请与本社联系调换

内容提要

痛经怎么防？怎么治？本书从"未病先防，既病防变"的理念出发，分别从基础知识、发病信号、鉴别诊断、综合治疗、康复调养和预防保健六个方面进行介绍，告诉您关于痛经您需要知道的有多少，您能做的有哪些。

阅读本书，让您在全面了解不孕不育的基础上，能正确应对痛经的"防"与"治"。本书适合痛经患者及家属阅读参考，凡患者或家属可能存在的疑问，都能找到解答，带着问题找答案，犹如专家与您面对面。

专家与您面对面

丛书编委会（按姓氏笔画排序）

王　策	王建国	王海云	尤　蔚	牛　菲	牛胜德	牛换香
尹彩霞	申淑芳	史慧栋	付　涛	付丽珠	白秀萍	吕晓红
刘　凯	刘　颖	刘月梅	刘宇欣	刘红旗	刘彦才	刘艳清
刘德清	齐国海	江　莉	江荷叶	许兰芬	李书军	李贞福
张凤兰	张晓慧	周　萃	赵瑞清	段江曼	高福生	程　石
谢素萍	熊　露	魏保生				

前言

"健康是福"已经是人尽皆知的道理。有了健康，才有事业，才有未来，才有幸福；失去健康，就失去一切。那么什么是健康？健康包含三个方面的内容，身体好，没有疾病，即生理健康；心理平衡，始终保持良好的心理状态，即心理健康；个人和社会相协调，即社会适应能力强。健康不应以治病为本，因为治病花钱受罪，事倍功半，是下策。健康应以养生预防为本，省钱省力，事半功倍，乃是上策。

然而，污染的空气、恶化的水源、生活的压力等等，来自现实社会对健康的威胁却越来越令人担忧。没病之前，不知道如何保养，一旦患病，又不知道如何就医。基于这种现状，我们从"未病先防，既病防变"的理念出发，邀请众多医学专家编写了这套丛书。丛书本着一切为了健康的目标，遵循科学性、权威性、实用性、普及性的原则，简明扼要地介绍了 100 种疾病。旨在提高全民族的健康与身体素质，消除医学知识的不对等，把健康知识送到每一个家庭，帮助大家实现身心健康的理想。本套丛书的章节结构如下。

第一章 疾病扫盲——若想健康身体好，基础知识须知道；

第二章 发病信号——疾病总会露马脚，练就慧眼早明了；

第三章 诊断须知——确诊病症下对药，必要检查不可少；

第四章 治疗疾病——合理用药很重要，综合治疗效果好；

第五章 康复调养——三分治疗七分养，自我保健恢复早；

第六章 预防保健——运动饮食习惯好，远离疾病活到老。

按照以上结构，作者根据在临床工作中的实践体会，和就诊时患者经常提出的一些问题，对 100 种常见疾病做了系统的介绍，内容丰富，深入浅出，通俗易懂。通过阅读，能使读者在自己的努力下，进行自我保健，以增强体质，减少疾病；一旦患病，以利尽早发现，及时治疗，早日康复，将疾病带来的损害降至最低限度。一书在手，犹如请了一位与您面对面交谈的专家，可以随时为您答疑解惑。丛书不仅适合患者阅读，也适用于健康人群预防保健参考所需。限于水平与时间，不足之处在所难免，望广大读者批评、指正。

编者

2015 年 10 月

目录

第5章　康复调养
——三分治疗七分养，自我保健恢复早

第6章　预防保健
——保持饮食好习惯，远离疾病活到老

第 1 章

疾病扫盲

若想健康身体好，基础知识须知道

女性外生殖器是如何构成的

女性生殖系统分为外生殖器和内生殖器。女性外生殖器又称外阴，指生殖器官的外露部分，包括两股内侧从耻骨联合到会阴之间的组织。

（1）阴阜：耻骨联合前方的皮肤隆起，皮下富有脂肪。青春期该部皮肤开始生长阴毛，分布呈尖端向下的三角形。阴毛的密度和色泽存在种族和个体差异。

（2）大阴唇：邻近两股内侧的一对纵长隆起的皮肤皱襞，起自阴阜，止于会阴。两侧大阴唇前端为子宫圆韧带终点，后端在会阴体前相融合，分别形成阴唇的前、后联合。大阴唇外侧面与皮肤相同，内有皮脂腺和汗腺，青春期长出阴毛；其内侧面皮肤湿润似黏膜。大阴唇皮下脂肪层含有丰富的血管、淋巴管和神经，受伤后易出血形成血肿。两侧大阴唇，未婚妇女自然合拢；经产妇由于受分娩的影响向两侧分开；绝经后由于激素水平低呈萎缩状，阴毛稀少。

（3）小阴唇：位于大阴唇内侧的一对薄皱襞。表面湿润、色褐、无毛，富含神经末梢，故非常敏感。两侧小阴唇在前端相互融合，并分为前后两叶包绕阴蒂，前叶形成阴蒂包皮，后叶形成阴蒂系带。小阴唇后端与大阴唇后端相会合，在正中线形成阴唇系带。

（4）阴蒂：位于两小阴唇顶端的联合处，系与男性阴茎相似的海绵体组织，具有勃起性。它分为三部分，前端为阴蒂头，显露于外阴，富含神经末梢，极敏感；中为阴蒂体；后为两个阴蒂脚，附着于两侧耻骨支。

（5）阴道前庭：两侧小阴唇之间的菱形区。其前为阴蒂，后为阴唇系带。在此区域内，前方有尿道外口，后方有阴道口，阴道口与阴唇系带之间有一浅窝，呈舟状窝（又称阴道前庭窝），经产妇因受分娩影响，此窝不复见。在此区域内尚有以下各部：

①前庭球：又称球海绵体，位于前庭两侧，由具有勃起性的静脉丛构成，其前部与阴蒂相接，后部与前庭大腺相邻，表面被球海绵体肌覆盖。

②前庭大腺：又称巴氏腺，位于大阴唇后部，被球海绵体肌覆盖，如黄豆大，左右各一。腺管细长（1～2cm），向内侧开口于前庭后方小阴唇与处女膜之间的沟内。性兴奋时分泌黏液起润滑作用。正常情况下不能触及此腺。若因腺管口闭塞，可形成囊肿或脓肿，则能看到或触及。

③尿道口：位于阴蒂头后下方的前庭前部，略呈圆形。其后壁上有一对并列腺体称为尿道旁腺，其分泌物有润滑尿道口作用。此腺常有细菌潜伏。

④阴道口及处女膜：阴道口位于尿道口后方的前庭后部。其周缘覆有一层较薄的黏膜，称为处女膜。膜的两面均为鳞状上皮所覆盖，其间含有结缔组织、血管与神经末梢，有一孔，多在中央，孔的形状、大小及膜的厚薄因人而异。处女膜可在初次性交或剧烈运动时破裂，分娩时进一步破裂，产后仅留有处女膜痕。

女性内生殖器是如何构成的

女性内生殖器包括阴道、子宫、输卵管及卵巢，后二者合称子宫附件。

（1）阴道：为性交器官，也是月经血排出及胎儿娩出的通道。位于真骨盆下部中央，呈上宽下窄的管道，前壁长 7 ~ 9cm，与膀胱和尿道相邻；后壁长 10 ~ 12cm，与直肠贴近。上端包绕宫颈，下端开口于阴道前庭后部。环绕宫颈周围的部分称阴道穹隆。按其位置分前、后、左、右 4 部分，其中后穹隆最深，与盆腔最低部位的直肠子宫陷凹紧密相邻，临床上可经此处穿刺或引流。

（2）子宫：子宫是有腔的肌性器官，呈前后略扁的倒置梨形，重约 50g，长 7 ~ 8cm，宽 4 ~ 5cm，厚 2 ~ 3cm，宫腔容量约 5ml。子宫上部较宽称宫体，其上端隆突部分称宫底，宫底两侧为宫角，与输卵管相通。子宫下部较窄呈圆柱状称宫颈。宫体与宫颈的比例因年龄而异，婴儿期为1：2，成年妇女为2：1，老人为1：1。

宫腔为上宽下窄的三角形，两侧通输卵管，尖端朝下通宫颈管。在宫体与宫颈之间形成最狭窄的部分称子宫峡部，在非孕期长约1cm，其上端因解剖上较狭窄，称解剖学内口；其下端因黏膜组织在此处由宫腔内膜转变为宫颈黏膜，称组织学内口。妊娠期子宫下部逐渐伸展变长，妊娠末期可达7～10cm，形成子宫下段。宫颈内腔呈梭形称宫颈管，成年妇女长2.5～3.0cm，其下端称宫颈外口。宫颈下端伸入阴道内的部分称宫颈阴道部；在阴道以上的部分称宫颈阴道上部。未产妇的宫颈外口呈圆形；已产妇的宫颈外口因受分娩影响形成横裂，而分为前唇和后唇。

子宫位于盆腔中央，膀胱与直肠之间，下端接阴道，两侧有输卵管和卵巢。当膀胱空虚时，成人子宫的正常位置呈轻度前倾前屈位，主要靠子宫韧带及盆骨底肌和筋膜的支托作用。正常情况下宫颈下端处于坐骨棘水平稍上方，低于此水平即为子宫脱垂。

（3）输卵管：为精子与卵子相遇受精的场所，也是向宫腔运送受精卵的通道。为一对细长而弯曲的肌性管道，位于阔韧带的上缘内2/3部，内侧与宫角相连通，外端游离，与卵巢接近。全长8～14cm。根据输卵管的形态由内向外分为4部分：①间质部或称壁内部：为位于子宫壁内的部分，狭窄而短，长约1cm；②峡部：在间质部外侧，管腔较窄，长2～3cm；③壶腹部：在峡部外侧，管腔较宽大，长5～8cm；④伞部：为输卵管的末端，长约1～1.5cm，开口于腹腔，游离端呈漏斗状，有许多细长的指状突起称输卵管伞，有"拾卵"作用。

（4）卵巢：卵巢为一对扁椭圆形的性腺，具有产生卵子和激素的功能。卵巢的大小、形状随年龄而有差异。青春期前，卵巢表面光滑；青春期开始排卵后，表面逐渐凹凸不平。成年妇女的卵巢约4cm×3cm×1cm，重5～6g，呈灰白色；绝经后卵巢萎缩变小变硬。卵巢位于输卵管的后下方，卵巢系膜连接于阔韧带后叶的部位有血管与神经出入卵巢称卵巢门。卵巢外侧以盆骨漏斗韧带连于骨盆壁，内侧以卵巢固有韧带与子宫相连。

卵巢表面无腹膜，由单层立方上皮覆盖称生发上皮。上皮的深面有一层致密纤维组织称卵巢白膜。再往内为卵巢实质，又分为皮质与髓质。皮质在外层，内有数以万计的始基卵泡及致密结缔组织；髓质在中央，无卵泡，含有疏松结缔组织及丰富的血管、神经、淋巴管以及少量与卵巢悬韧带相连续的平滑肌纤维，后者对卵巢运动有作用。

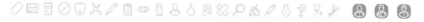

何谓月经和月经周期

（1）月经：是指伴随卵巢周期性变化而出现的子宫内膜周期性脱落及出血。月经的出现是生殖功能成熟的标志之一。月经第一次来潮称月经初潮，月经初潮年龄多在 13 ～ 14 岁之间，但可能早在 11 ～ 12 岁，迟至 15 ～ 16 岁。16 岁以后月经尚未来潮者应当引起临床重视。出血的第 1 日为月经周期的开始，两次月经第 1 日的间隔时间称一个月经周期。一般为 28 ～ 30 天。每个妇女的月经周期有自己的规律性。正常月经持续时间为 2 ～ 7 日，多数为 3 ～ 6 日。多数学者认为每月失血量超过 80ml 即为病理状态。

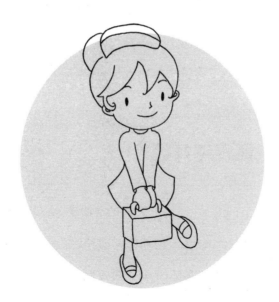

（2）月经血的特征：①月经血呈暗红色，除血液外，还有子宫内膜碎片、宫颈黏液及脱落的阴道上皮细胞。②月经血中含有前列腺素及来自子宫内膜的大量纤溶酶。③纤溶酶对纤维蛋白的溶解作用，故月经血不凝，只有出血多的情况下出现血凝块。同时内膜组织含有其他活性酶，能破坏许多凝血因子，也妨碍血液凝固，以致月经血变成液体状态排出。

什么是痛经

痛经是指月经期疼痛，常呈痉挛性，集中在下腹部，其他症状包括头痛、乏力、头晕、恶心、呕吐、腹泻、腰腿痛，是年轻女性十分常见的病症。原发性痛经不伴有明显的盆腔器质性疾病。

什么是原发性痛经

原发性痛经即功能性痛经，又称自发性痛经。文献报道有关痛经的发生率在 30% ~ 80%，差别较大的原因是由于每个人疼痛阈值不同。对瑞典哥德堡城市 19 岁女青年随机抽样调查显示，痛经

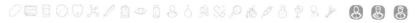

发生率72%，15%因严重痛经限制日常活动，并对止痛药无效，8%每月因此而缺课或误工。也有报道几乎半数以上性成熟期妇女不同时期有过痛经，其中10%造成每月缺课或误工1～3天，在美国每年因痛经带来约$600×106$工时的损失。在月经初潮的最初几个月，发生痛经极少，随后发生率迅速升高，16～18岁时达到顶峰（82%），30～35岁以后逐渐下降，在生育年龄中期稳定在40%左右，以后更低，50岁时维持在20%。性生活的开始，可以降低痛经的发生率。

什么是继发性痛经

继发性痛经是因盆腔器质性疾病导致的痛经。盆腔检查及其他辅助检查常有异常发现，可以找出继发痛经的原因。常见的继发性痛经有：子宫内膜异位症、子宫腺肌症、子宫内膜息肉、子宫肌瘤、黏膜下肌瘤、宫腔粘连、宫颈狭窄、子宫畸形、盆腔炎症（急性、慢性）、盆腔充血综合征、宫内节育器、处女膜闭锁、阴道横隔等。

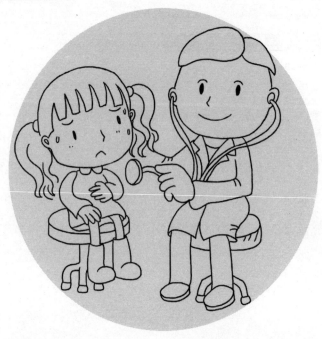西医是如何认识月经的周期性变化的

从青春期到更年期，子宫内膜受卵巢激素的影响，有周期性的改变并产生月经。子宫内膜的周期性变化，是由卵巢激素周期性的作用所引起，可分为以下4期：

（1）增生期：约在月经周期第5～14天，相当于卵泡发育成熟阶段。月经期子宫内膜剥脱后，在雌激素的作用下，子宫内膜基底层细胞增生、变厚、腺体增多而弯曲；间质逐渐增生变为致密；内膜血管增生呈螺旋状。

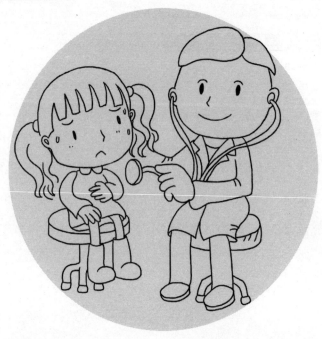

（2）分泌期：约为月经周期第 15 ~ 23 天，相当于排卵后黄体成熟阶段。黄体产生的大量雌激素和孕激素，使子宫增生期内膜继续增厚，腺体进一步扩大、弯曲，并出现分泌现象。间质疏松水肿、血管也急速增长，更加弯曲、内膜松软，含有丰富的营养物质，适宜于受精卵的种植和发育。

（3）月经前期：约在月经周期的第 24 ~ 28 天，相当于黄体退化阶段。黄体退化时，雌激素、孕激素水平很快下降，间质水肿消失而变为致密，血管受挤压而弯曲，使血流瘀滞。在来月经前 4 ~ 24 小时，内膜血管呈痉挛性收缩，使内膜缺血坏死，血管收缩后又舒张，以致破裂出血，在内膜层形成分散的小血肿，使内膜剥脱而出血，即为月经来潮。

（4）月经期：约为月经周期的第 1 ~ 4 天，此时内膜功能层形成分散的小血肿，使内膜成片状或小块状剥脱，随血液一起排出。在临床上，一般将月经来潮作为下一周期的开始。

西医如何认识痛经的病因病机

痛经是一组以疼痛为临床表现的妇科疾病。严格地讲，痛经应属于一种症状而非独立疾患，但由于疼痛的表现有独特之处，而且已构成患者病症之发作，故目前也可将其列为一类妇科疾病。

痛经发生的原因是多种多样的。从中医角度出发，往往认为经血流通不畅、气滞血瘀是痛经发生的根本原因，"不通则痛"是中医最根本的观点。

从西医学出发，认为造成痛经的原因很多，而且痛经的表现往往也不完全相同，如子宫黏膜下肌瘤患者所表现的痛经，可能因为宫腔内有占位性病变，影响经血顺利排出而产生痉挛性疼痛。生殖道畸形患者，如生殖道不全梗阻、宫颈口狭窄、处女膜闭锁等，因经血流出受阻也可产生子宫肌肉不正常收缩而引起疼痛。宫腔内异物的存在（如宫内避孕环的安放）也可刺激子宫引起不正常收缩而导致疼痛发生。子宫内膜异位症患者往往由于体内前列腺素含量增高也会产生痛经。

总之，无论以上哪一种情况产生的痛经，其根本原因大致可归纳为以下几个方面。

（1）子宫的过度收缩：虽然痛经患者子宫收缩压力与正常妇女基本相同（正常者压力约为 4.9kPa），但子宫收缩持续时间较长，且往往不易完全放松，故发生因子宫过度收缩所致的痛经。

（2）子宫不正常收缩：痛经患者常有子宫不正常收缩，因此往往导致子宫平滑肌缺血，子宫肌肉的缺血又可引起子宫肌肉的痉挛性收缩，从而产生疼痛而出现痛经。最近有人报告，经实验研究发现，患者血中血管加压素的增高可能是造成子宫异常收缩的一个重要因素。

（3）子宫内膜以及月经血中前列腺素（PG）含量升高，前列腺素 E_2（PGE_2）有作用于子宫肌纤维使之收缩的功能。大量试验已经证实，痛经患者子宫内膜组织中以及经血中的 PG 含量均明显高于正常妇女（正常妇女含量在 395 ~ 435 ng / L）。在月经周期不同时间内，PGE_2 与 PGF_{2a} 含量不同，故 PGF_{2a} / PGE_2 比值也不相同，分泌期二者含量均比较高。故在其刺激下可引起子宫肌肉收缩异常，导致子宫张力上升而产生疼痛。

在子宫内膜异位症患者中，痛经与 PG 含量的关系更为明显。内膜异位症患者血清及腹腔液中 PGF_{2a} 代谢物含量均较无痛经者高。

痛经的中医病因病机

凡与月经周期有关而出现的以明显下腹部疼痛为主，不论痛在经期、经前、经后，或两次月经之间，有规律的发作，以致影响工作及生活者，均属于"痛经"的范畴。由于子宫内膜异位症，常以月经来潮时出现下腹部胀痛为主要临床表现。

痛经以青年女性发病率最高，但也有部分中年妇女患痛经者。如果月经刚刚来潮就有周期性腹疼者，称为原发性痛经。如果月经来潮后数月或数年以上，由于种种因素而引起痛经者，称为继发性痛经。倘若在月经来潮的头 1 ~ 2 天里，或经行期间有轻微的小腹部坠胀作痛，对工作与生活无任何影响者，可视为生理现象。

痛经的发生常由情志所伤，起居不慎，或六淫为害，或先天禀赋不足等因素，致使冲任、胞宫气血运行不畅，因不通而痛；或致冲任、胞宫失于濡养，因不荣而痛。

（1）气滞血瘀：素多抑郁，或恚怒伤肝，气机郁滞，血行不畅，冲任气血运行受阻，影响经血的正常排泄，故而发生痛经。

（2）阳虚内寒：素禀阳虚，阴寒内生，冲任、胞宫失于温养而凝滞，不得畅通而痛经。

（3）寒湿凝滞：过于贪凉，或生活于潮湿之地，或外伤风冷寒湿，寒湿客于冲任胞宫，以致气血运行不畅而引起痛经。

（4）湿热下注：素有湿热内蕴，湿热流注冲任，阻滞气血运行；或经期、产后感受湿热之邪，稽留于冲任，或客居胞中，与经血相搏结而致痛经。

（5）气血亏损：脾虚胃弱，气血化生不足；或大病久病损伤气血，经行气血更虚，冲任、胞宫失于濡养，故而产生痛经。

（6）肝肾虚损：素体肝肾亏虚，或因多产房劳等损伤肝肾，精亏血少，冲任不足，胞脉失养，经行之后更损精血，冲任胞脉失于濡养而致痛经。

冲任失常可导致哪些月经病

冲任二脉属奇经八脉，其特点是不直接与脏腑相连，无表里相配关系，但与十二经脉相通，借助于经脉与脏腑相连。冲脉为总领诸经气血的要冲，脏腑十二经气血皆归于冲脉，故有"冲为血海"之称。它通行上下左右，前后内外，灌注诸阳，渗入诸阴。冲脉动则诸脉皆动，冲气逆则诸气皆逆，而冲脉之安和，又借任脉之担任，故冲任二脉之病变每每相关。任者"妊也"，有妊养之意，有总司人体阴经的功能，凡精、血、津液都由任脉总司。冲任二脉能转输调节全身气血，当经络、脏腑气血有余时，则冲任能加以涵蓄和贮存；而经络脏腑气血不足时，冲任又能给予灌注和补充，所以冲任对脏腑、经络气血的盛衰起着疏导调节作用。

《临证指南·调经》批注云："经带之疾，全属冲任"。月经病虽也是整体疾病在女性生殖系统的具体反映，但各种病因病机必须影响到冲任二脉后方可发病。因此，月经病的产生，与冲任功能的失调关系非常密切。冲任失调而形成的月经病，有脏腑、气血和经络的病变而影响冲任机能者；也有因各种致病因素直接使冲任损伤，转而影响脏腑、气血和其他经络而发病者。在古医籍中多将冲任视为妇科病诊治的纲领，如《妇人良方·博济方论第二》中所说："妇人病月三十六种，皆由冲任劳损而致。"《医学源流论》中则更明确指出："明于冲任之故，则本原洞悉，而后其所生之病，千条万绪，可以知其所从起。"

冲任和心、肝、脾的关系也很密切。冲为血海而主经水，经水来源于血，而血为脾胃所化生。脾胃虚弱，化源匮乏，则冲任失充，可致月经后期、月经量少、经行色淡，或经闭不行；若脾气虚弱，失于统摄，可致月经量多，甚至崩漏。肝主藏血，而冲脉又为血海，血属阴，任脉总司人身之阴。肝脏机能正常则将余血通过冲任下注胞宫而为月经，所以肝脏机能之盛衰可直接影响血海的盈亏。肝喜条达，易于怫郁，肝郁则气滞，气滞血亦滞，甚则成血瘀，从而成为诸月经病之肇端，尤其是经行不畅、痛经、闭经等月经病与此关系更为密切。冲任和肾的关系尤为密切，肾为先天之本，藏精之脏，所藏之精是人体生长发育繁殖的重要物质。冲任二脉起于胞中，胞脉系于肾，冲任又根于肾，肾气盛然后冲任通盛，方能月事以时下。冲任的功能活动以气血为物质基础，冲任的通盛与衰竭，都以肾气的盛衰为前提，肾气虚弱则诸多月经疾病随之发生，尤其是月经初潮过晚，月经稀发，闭经等病证与此关系更为密切。

无论是脏腑、气血、经络功能失调间接影响冲任而致月经病者，还是因各种致病因素直接损伤冲任者，对月经的正常潮汛都有重大影响，其常见的病理证型主要有：

（1）冲任不足：冲为血海，任司一身之阴，冲任不足则血海不盈，阴血亏虚，可致月经迟至、月经稀发、月经量少、闭经等。

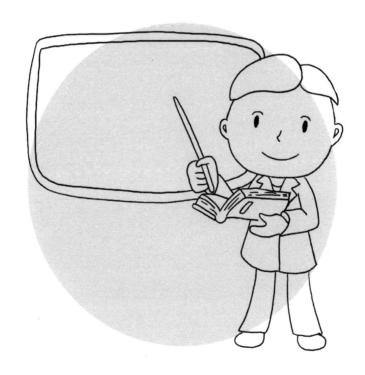

（2）冲任不固：是指冲任二脉受损，气血两虚，不能固摄的病变。常可致月经先期、月经量多、崩中漏下等。

（3）冲任损伤：房室劳损，或孕育过频，屡犯坠胎等均可损伤冲任，可致月经失调、经行腹痛、经行腰痛、崩漏或闭经等。

（4）冲任瘀滞：冲任二脉受损，以致瘀阻冲任，经血运行不畅，常见于经来块多、痛经、闭经、崩漏等。

（5）冲任伏热：内热或外热损伤冲任，血被热灼，常可致月经先期、月经过多、崩漏等血得热而妄行之类月经病。若热邪久蕴，营阴大伤，则反而出现月经量少，乃至闭经等。

（6）冲任气逆：由情志内伤，或冲气冲盛，冲任之气上逆，可致经行吐衄、月经量少、经行头痛、经行恶心呕吐等。

（7）冲任虚寒：肾气不足，虚寒内生，或寒邪直接损伤冲任，可致冲任虚寒，多见于经行小腹空坠发凉、经行畏寒、小腹冷痛、月经后期等。

痛经的发生和哪些因素有关

痛经的确是一种较为普遍的妇科疾病。到目前为止，由于各人的痛觉阈值不同，耐受程度很大，且缺乏准确测量疼痛程度的客观定量方法，国内外对痛经发病率的报道差别很大。1980年我国月经生理常数协作组调查71746名妇女中，33.2%有痛经。其中原发痛经36.1%，继发痛经31.7%，不明原因32.2%。重度痛经影响生活与工作者13.6%。1982年Andersch和Milsom报道瑞典19岁城市女青年中，72%有痛经，其中15%需服止痛药。1985年有报道美国青春期后女性中50%左右有不同程度的痛经，10%因痛经每月需休息1～3天。由此可见，痛经在妇女疾患中，可谓为较普遍发生的疾病。近年国外报道女性在19岁以前痛经发生率明显增高。

据流行病学调查，与原发痛经有关的因素有：

（1）月经初潮发生的早晚：有调查资料证实，原发痛经程度与月经初潮年龄有明显的相关性。初潮年龄早者痛经发生率较高，同时痛经表现的程度也更为严重。

（2）婚姻及生育情况：至目前为止，对于原发痛经与婚姻之间的关系，仍存在二种观点。大多数人的观点认为婚姻与原发痛经发生之间并不存在相关性；但亦有少数人认为婚姻与原发痛经之间可能存在一定关系，不少女患者在婚后痛经有所缓解。二种观点均需大量临床研究加以证实。

（3）可能与经期过度劳累、紧张、寒冷及过敏体质有关。

与继发痛经有关的因素是：

（1）经期、孕期、产褥期卫生不够；过早开始性生活；性伴侣数多（性开放后），引起炎症。

（2）反复的人工流产手术或宫腔操作，引起粘连炎症。

（3）避孕情况：痛经与工具避孕间存在一定关系，尤其是宫内节育器——避孕环的安放，常常可以加重痛经的程度，这可能是宫内节育器放置后，子宫内膜组织前列腺素（PG）生成量增高，导致痛经加重。而避孕药内含有孕激素，孕激素有使子宫平滑肌松弛的作用，故可减轻因痉挛产生的疼痛症状。口服避孕药则会降低原发痛经的发生率以及痛经的程度。

（4）月经周期及经期长短的影响：一般痛经的严重程度并不受月经周期长短的影响，但由于痛经本身表现为经期腹痛，故若经期时间较长者往往疼痛持续的时间也长，这在子宫内膜异位症患者中表现最为突出。

（5）其他因素：报道称肥胖者可能较易发生痛经。也有报道称吸烟者痛经程度往往较非吸烟者严重，而且痛经程度常随吸烟量的增加而增加，这可能是因为吸烟常会造成血管收缩而导致缺血产生疼痛的缘故。

血气失调可致哪些月经病

月经的主要成分是血，然气为血之帅，气行则血行，气滞则血滞，滞甚则成瘀；气热则血亦热，气虚血亦虚，气寒血必寒等。气与血不仅在月经的正常潮汛当中起重要作用，血气失调也是导致月经病的重要病机之一。现分述如下：

（1）气病：气既指构成人体和维持人体生命活动的精微物质，又指脏腑组织的生理功能，以升降出入为基本运动形式，不断地流行全身，推动人体正常的生长发育与生理功能的实施。如果各种病因作用于人体，导致气的生成不足、运行障碍和功能失常，则会引起气的病理变化。主要的有以下几点：

①气虚：气虚是指人体脏腑组织机能衰退所出现的病变，多与脾肺有关。因脾主运化，为生气之源，肺又主一身之气。脾肺气虚，功能衰弱，则会导致全身脏腑组织失养而致虚弱。气虚失于温煦，则见经行畏寒、经行小腹发凉、痛经等；气虚失于固摄，则见经行自汗、经行遗尿、经来量多，甚至成为崩漏等；气虚失于防御，则易患经行感冒、经行发热等。另外，如临床上较为常见的经行心悸、经行倦怠、经行头昏等也多与气虚有关。

②气滞：气滞是指脏腑气机阻滞，运行不畅，以致升降出入失

常所表现的病变。凡情志不遂,肝气郁滞;或饮食不节,胃肠瘀滞

等,均可导致气滞的病变。气机阻滞,运行不畅,经则不利,常见

经行胸胁胀痛、脘腹胀痛或窜痛;若肝气郁滞,疏泄失常,则常见

经行乳胀、经行心烦、经行善太息、经行情绪抑郁、月经先后无定

期、痛经或闭经等。若胃气郁滞,胃失和降,则见经行呃逆嗳气、

经行恶心呕吐、经行食少泛酸等。若肠气郁滞,传导不利,则见经

行肠鸣腹泻或经行便秘等。若肺气郁滞,宣降失常,则见经行咳嗽,

经行哮喘等。

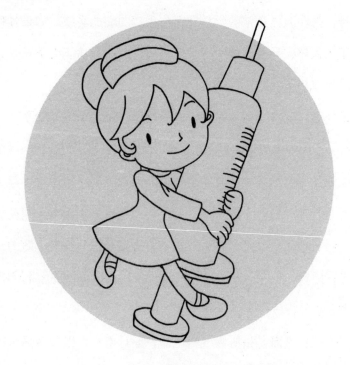

③气逆：气逆是指气机升降失常，当降不降，逆而上行所出现的病机。多影响肺、胃、肝等脏器。肺气上逆可致经行头痛、经行头晕、经行耳鸣、经行心烦等。

（2）血病：血为水谷精微所化生，通过心的推动、肝的调节、脾的统摄而运行全身，发挥濡养人体脏腑组织器官的作用，故血的病机常与心、肝、脾的功能失调有关。血病病机主要有：

①血虚：血虚是指血液亏少不能濡养脏腑组织所出现的病变。凡各种出血，或脾虚血的化生不足，或七情劳伤，阴血暗耗，均可导致血虚。血虚不能上荣，则见经行头晕、经行视物模糊等；血不养心则见经行心悸、经行失寐等；血虚经脉失养，则见经行手足麻木、经行四肢乏力等；血不养肝，冲任空虚，则见月经量少、经来色淡、月经后期甚至闭经。

②血瘀：血瘀是指血液运行不畅，瘀滞于脏腑、经脉与组织器官内，或离经之血未能及时消散排出，留滞于机体某处所表现的病机。血瘀可由多种因素造成，但往往与气滞有关。因为气为血之帅，气行则血行，气滞则血亦滞，故血瘀也是血气不和的一种表现。《素问·调经论》中说："血气不和，百病乃变化而生"。瘀血留滞，血行不畅，经脉不通，脏腑组织则失于濡养。由于瘀血阻滞的部位不同，症状也不完全一样。临床所见之经行头痛、经行胸痛、经行胃痛、

经行少腹痛及肢体痛，呈现刺痛且疼痛拒按拒揉，痛处固定不移者，多与血瘀有关。若血瘀胞宫者，则见经行后期、经色黑紫有块、痛经明显，或见闭经，个别病例可在小腹部出现癥积。另外，由于导致瘀血的原因不同，其兼证也不一样。因气虚致瘀者，多见经行乏力、经行自汗等；气滞致瘀者，多兼见经行心烦、经行胁肋胀满，血寒致瘀者，多见经行小腹冷痛等。

③血热：血热是指血分热，或热邪侵犯血分所出现的病变。凡情志不畅，郁而化热，或其他热邪扰及血分，均可导致血热为病。临床常见于月经先期、月经量多、崩中漏下、经行心烦、经行发热、经行衄血、经行失眠、经行神志失常等。

④血寒：血寒是指血分感受寒邪所出现的病变。凡素体阳虚，或过食寒凉生冷；或外寒入侵，客于胞宫，血为寒凝，均可导致血寒为病。血寒所致之月经病，常见者如月经后期、经来量少、痛经、闭经等。

⑤出血：出血是指血液不循常道溢出脉外所出现的病变。凡血热迫血妄行，气虚不能摄血，瘀血阻滞脉道等，均可导致出血证，这是妇科临床上最为多发的病证。诸如月经先期、月经量多、崩漏、经行鼻衄、经行皮肤紫癜、经行目衄等均属此范畴，由于形成机制不同，临床症状亦异。血热而致诸出血，一般以阴虚为主，伴

有阴虚的表现；气虚不能统血者，多为脾气虚；血瘀而致出血者，多有比较典型的血瘀症状。其具体临床表现与形成机制，前面已有叙述。

（3）气血同病：气与血沿着经脉一起流行，在生理上相互联系，相互依存，在病理上也相互影响，两者是矛盾的对立统一。如气虚可导致血虚、血瘀、出血，气滞可以导致血瘀，血虚可导致气虚，血脱可引起气脱等。因此，气血每多同病。常见的有以下几种情况。

①气血俱虚：气血俱虚是指气虚和血虚同时存在的病变。凡久病不愈、气血两伤；或先有失血，气随血耗；或先有气虚，不能生血等，均可导致气血俱虚的病变。气血俱虚则脏腑形体失养，功能低下。多表现为面色萎黄不华或苍白，不耐动劳，经行头晕、经行心悸、经行乏力、经行畏寒等，其表现每以经行中后期及经行过后为著。

②气滞血瘀：气滞血瘀是气滞与血瘀并见的病变。气滞可引起血瘀，血瘀也可导致气滞。一般情况下，此类病变过程，先则"气留而不畅"，继则"血壅而不濡"。瘀血既成之后，反过来又影响气的流行，两者互为因果，形成恶性循环。在临床上既有气滞的表现，又有血瘀的症状。多见于痛经、闭经、月经先后无定期、经行诸合并症等。

③气血逆乱：气血逆乱是指气血偏并，失其调畅而致逆乱的病变。多由情志郁结，脏腑阴阳失调，气机紊乱所致。临床多见于经行心烦善怒、经行失眠、经行吐衄、经行头痛、经行神志失常等。

④气随血脱：气随血脱是指由于大量出血，以致气随之暴脱的病变。多由于月经过多或崩中漏下所引起。临床除有失血的征象外，由于大量失血不能上荣，而见面色苍白；阳气外脱，不能温养四肢，而见四肢厥冷；气脱肌表不固，则见大汗淋漓；气血暴脱，神失其养，可致昏厥。此类病证虽临证鲜见，但属月经病中之危急重症，应急速救治。

子宫内膜异位症为何会出现痛经

子宫内膜异位生长于子宫肌层以外的组织或器官，如卵巢、盆腔腹膜，直肠阴道膈等处。由于异位内膜亦受月经周期中卵巢激素的影响而增厚、出血，但不能引流而刺激周围组织，从而引起子宫收缩，导致痛经。

痰饮、瘀血是如何导致月经病的

痰饮和瘀血是人体津液气血在病理变化过程中所衍生的病理产物。这些病理产物停留体内能够直接或间接地作用于脏腑组织，导致疾病的发生或产生病理延续。在月经病当中，痰饮与瘀血是常见的致病因素，尤其是以瘀血为病者更为多见。

（1）痰饮：痰饮是水液代谢障碍产生的病理产物。痰饮形成后，能阻碍人体脏腑组织的正常生理功能，产生新的病理变化和临床症状。痰饮致病主要表现为经脉气血运行不畅，气机升降出入阻滞，水液代谢失常，神明清窍受蒙蔽等。具体表现在月经病上可导致月经后期、月经量少、闭经、经行肢体麻木、经行咳嗽、经行喘息、经行恶心、经行浮肿、经行头晕、经行心悸、经行神志失常等。

（2）瘀血：凡全身血脉运行不畅，或局部血行阻滞，以及体内有离经之血（内出血）未能消散排出者，均称为瘀血。瘀血主要是由于气虚、气滞、寒凝、热结等原因，使血液运行不畅，或因外伤及其他原因引起出血，不能及时消散排出所形成。瘀血致病主要表现为疼痛，即所谓"不通则痛"。其疼痛多为刺痛，且固定不移。凡临床上常见的痛经、经行头痛、经行胸痛等，多数存在瘀血内阻。其次表现为肿块，系由于瘀血停留于经脉，脏腑及组织之间，气血不能通利，聚积而为肿块。凡有肿块存在之痛经、闭经、崩漏等，无不有瘀血内阻，再次表现为出血，系由瘀血阻滞脉道，血流不通，或血脉瘀滞，运行不畅，从而使血溢脉外引起出血。如月经量多、崩漏等月经病，有的用固涩止血药无效，而用活血化瘀剂收功，其原因就是瘀血一去则血循正规，虽不止其血而出血也即自止。所谓"瘀血不去，出血不止"即指此意。瘀血内阻所引起的月经病在临床上十分广泛，这也是活血祛瘀法为治疗月经病常用大法之一的原因所在。

哪些生活因素常可导致月经病

在日常生活当中注意不够，如饮食不节、劳逸失度、房劳损伤及意外创伤等，均容易诱发月经病。

（1）饮食不节：食是摄取营养、维持身体健康的必要条件，但饮食失宜又是导致疾病发生的重要因素。饮食物靠脾胃消化，故饮食不节主要是损伤脾胃。既可导致脾胃升降失常，又可聚湿、生痰、化热或变生他病。饮食不节致病主要有饥饱失常和饮食偏嗜（包括过寒过热）两个方面。

饮食过饥是指摄食不足而言。人体赖水谷精微以化生气血，若饥不得食，渴不得饮，气血生化之源匮乏，气血得不到及时补充，脏腑功能低下，从而形成月经病。如月经后期、月经量少、闭经、经行色淡、质稀、经行眩晕、经行心悸、经行乏力等。尤其是在哺育婴幼儿时期的妇女，在日常工作中与男性一样参与，而在家庭中又承担着较为繁重的家务工作，往往简单地吃上一点即忙碌家务，以致营养摄入不足，从而导致月经病的发生。

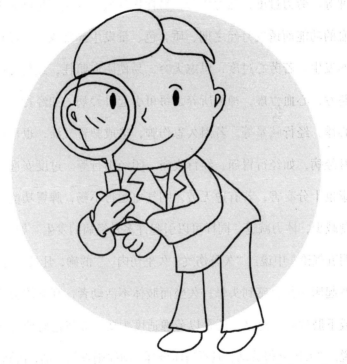

人以五谷五味为养，饮食适当调配才能使营养丰富全面。若过于偏食某些食物，不但营养不全面，还会伤害脏腑，导致阴阳的偏

盛偏衰,发生各种月经病。若过食生冷,则易寒伤脾阳,导致寒湿内生,使气血凝聚,可出现月经后期、闭经、痛经、经行泄泻等;若过食辛热助阳之品,使热邪蕴郁,热扰胞宫,损伤冲任,可致月经先期、月经量多、崩中漏下、经行吐衄等。

此外,饮食不洁也容易诱发月经病。

(2)劳逸失度:劳逸失度主要包括劳力过度、劳心过度及安逸过度等。劳力过度,强力作劳,易耗伤气血,气血不足则影响脏腑气血的功能而诱发月经之期、质、色、量发生异常或引起经行合并症的发生。若劳心过度,思虑无穷,易使阴血暗耗,经行之际,营血益亏,心血亏虚,神失所养,每可引起月经病,如经行失眠、经行心悸、经行眩晕等。若因久思伤脾,造成脾胃气滞,也可造成诸多月经病,如经行胃痛、经行腹痛、闭经不行等。过度安逸对身体健康也十分有害,若有逸无劳,则气血运行不畅,脾胃功能低下,饮食减少,体力减退,同样可以引起许多月经病的发生。如《素问·宣明五气论》中说:"久卧伤气,久坐伤肉。"的确,凡长期卧床者,突然起床往往会感到头晕;久坐而肢体不活动者,则躯体会感到乏力或下肢软弱。总之,还是以劳逸适度为要。如华佗对他的学生吴普说:"人体欲得劳动,但不当体极耳。动摇则谷气全消,血脉流通,病不得生,譬如户枢,终不朽也。"

（3）房劳损伤：房劳损伤乃指纵欲无度。恣纵情欲是健康之大敌，房事不加节制，势必大伤阴精，破坏机体内部的阴阳平衡，从而导致疾病的发生。西汉•枚乘所写的《七发》中曾说："纵恣于曲房隐间之中，此甘餐毒药，戏猛兽之爪牙也。"房劳过度首当其冲的就是耗伤肾精。清•汪昂《勿药元诠•色欲伤》中说："夫精者，神倚之如鱼得水，气倚之如雾覆渊，不知节啬，则百脉枯槁。"阴精亏损，肾元不足，体内阴阳的相对平衡遭到破坏，其机体的抗御能力即相应地减弱，从而容易导致许多疾病的发生。在临床上有不少的经量、经质、经色的失常与一些经行合并症，就是由于房劳损伤所造成。故此务须注意节欲。

寒、热、湿邪是如何造成月经病的

寒、热、湿三者既是形成月经病的重要病因，又是在疾病发展过程中，由于气血津液和脏腑等生理功能异常，而产生的病理产物。作为病因讲，一般是指外感之邪，而作为病机讲则是指内生之邪。内邪与外感虽然有颇为密切的联系，但并不是绝对的因果关系，尽管内生之邪是属于病机的变化，但也可作为病因而影响疾病的发展演变，故在此一并讨论。

（1）寒邪：寒邪为病有外寒、内寒之分。外寒是指寒邪外袭，这是常见的月经病致病因素，尤其是在经行期间淋雨涉水，或防寒保暖不够，更易感受外寒侵袭。内寒则是机体阳气不足，失于温煦的病理反映。外寒与内寒虽有区别，但它们又是互相联系，互相影响的。阳虚内寒之体，易于感受外寒；而外来寒邪侵入机体，积久不散，又常能损及人体阳气，导致内寒。无论外寒或内寒，均会影响到冲任二脉的功能，而导致月经病的发生。例如，女子行经期间，血室正开，若气候寒冷，衣着单薄，或冒雨涉水，一方面肌表受寒邪刺激，另一方面阴寒之邪由下阴上客，影响子宫、冲任而发病。《妇人大全良方·月水不调方论》中说："夫妇人月水不调者，由于劳伤气血致体虚，风冷之气乘也。若风冷之气客于胞内，伤于冲任之脉……冲任之脉皆起于胞内，为经络之海。"寒邪犯表，可致经行恶寒、发热、头痛、身痛咳嗽等；寒邪乘肺可致经行咳嗽、经行喘息；寒邪伤于脾胃可致经行腹泻等。从临床实际看，有不少的月经病就是由于寒邪外侵而引起。若妇女素体阳虚，或过度纳凉饮冷，则阴寒内生，从而影响脏腑、气血、经络、胞宫、胞脉的功能，导致月经病的发生。由于寒邪所居部位不同，其症状表现也不尽一致，寒踞上焦，胸阳不足，则可致经行胸痛、经行咳喘、经行颜面浮肿等；寒踞中焦，脾胃阳虚，则可出现经行胃痛、经行腹痛、经行便溏等；

寒踞下焦，肾阳受损，则可出现经行腰脊冷痛、经行畏寒、经闭不行、经行肢体浮肿等。

（2）热邪：热与火均是常见月经病的主要致病因素之一，二者均为阳盛所生，故在此一并加以讨论。火热为病也有内外之分。属外感者，多是直接感受温热邪气之侵袭；属内生热邪者，则常由脏腑、阴阳、气血失调、阳气亢盛而成。《素问•调经论》中所谓"阴虚生内热，阳盛生外热"。以及朱丹溪所说"气有余便是火"等，便是指此。火热为阳邪，其性炎上亢奋，能使血液沸腾，血流加快，损伤血络，迫血妄行，甚则热极生风。故凡火热之邪所致的月经病多表现为月经先期、量多、色深、质稠、味臭等，并可引起经行吐血、衄血、尿血，或紫癜等。由于火热与心相应，心主血脉而藏神，故热盛除可见血热或动血症状外，还可出现火热之邪扰及神明的表现，如经行烦躁、经行发狂等，即多与火热之邪有关。若火热之邪结于肢体局部，易阻碍气机运行，腐肉败血，形成痈肿疮疡，表现为局部红肿热痛，甚至化脓腐烂。如经行疖肿、经行痤疮等症即于此属。

火热之邪致病，除要区分内热与外热外，还要明辨实热与虚热，以为立法遣药提供依据。实热是邪热炽盛而正气不衰，阴津未耗，证见月经先期、经来量多、经行发热、经行鼻衄、痛经等，其经色多呈深红，舌苔黄厚或干，脉来弦数有力。从临床实际看，此类情况在月经病中所占比例不大。虚热是热邪稽留体内而不炽盛，身体也较为虚弱。由于热邪伤及阴津，或"壮火食气"，以致气阴已虚，邪正交争不剧，反映出来的证候不甚激烈，但往往迁延不愈。临床上常见于月经先期、月经量多、经行口疮、崩中漏下等。患者之经色鲜红，情绪不稳，烦躁不寐，舌红少苔，脉来细数。

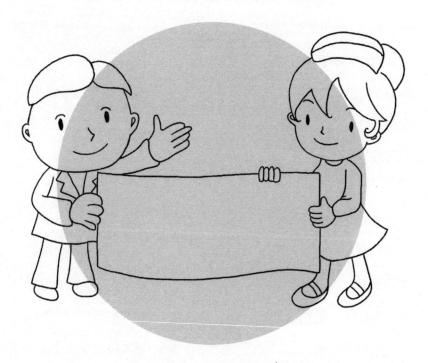

（3）湿邪：湿邪有内湿与外湿之分。外湿为气候潮湿，涉水淋雨，久居湿地，工作与生活环境潮湿所致；内湿为水液代谢失常，水湿在体内停聚所致。凡肺、脾、肾三脏功能失常，三焦气化不利，皆可导致内湿发生。脾为运化水湿的主要脏器，是水液升降之枢纽，脾气健运，虽有外湿也一般不能为害；若脾失健运，水湿不化，则会发生内湿。内湿与外湿虽有区别，但在发病过程中又常相互影响。感受外湿，湿邪困脾，易聚内湿；素有脾虚内湿之人，水湿不化，又易导致外湿的侵害。

湿为阴邪，易阻遏气机，损伤阳气，且具有重浊趋下，黏腻停滞的致病特点。在月经病中，因湿邪为病者为数颇多。临床上常见的经行浮肿、经行泄泻、经行肢体沉困等多为湿盛所致。湿邪为病，变证亦多。湿与寒并，则成寒湿；湿邪日久，又可化热，而成湿热；湿聚还可成痰，而成痰湿；湿邪浸淫日久，或兼有热毒邪气，可成湿毒等。诸如临床较为常见之月经不调、痛经、闭经、月经量少、经行味臭、经质黏稠、经行乏力、经行嗜睡等，则常由湿邪而致，或属寒湿，或属湿热，或痰湿内阻，或湿毒蕴郁等。

从临床实际看，月经病中之湿邪为病者以内湿证为主，其病机责之在脾。

肝的功能失常可致哪些月经病

肝主疏泄，主藏血，喜条达而恶抑郁，故肝的病变主要表现为疏泄失常和藏血障碍，并能使筋目失养，导致肝风内动。肝之为病有虚实之分，虚证多由肝阴、肝血不足所致；实证多由气郁、火盛或湿热、寒邪引起，也可出现本虚标实之风阳上扰证。

（1）肝血不足：脾虚生血不足，失血过多，或久病耗伤阴血，均可导致肝血不足的病变。肝血不足，筋目失养，冲任空虚，不能上荣清窍心神。临床常见经行眩晕、经行视物不清、经行失眠、经行心悸、月经后期、月经量少，乃至闭经等月经病。

（2）阴虚阳亢：肝肾同源，肝阴不足多与肾阴不足并存。肾阴不足，水不涵木，亦致肝阴亏虚。肝肾阴亏，不能制阳，肝阳则上亢为害。临床常见于经行眩晕、经行耳鸣、经行头痛、经行心烦、经行失眠、经行腰膝酸痛等证。

（3）肝失疏泄：情志刺激，郁怒伤肝，可以导致肝失疏泄的病变。肝失疏泄，一般有疏泄太过与不及两个方面。疏泄太过，功能亢奋，肝气横逆犯胃和上逆扰乱清窍，经脉不畅。临床常见经行心烦易怒、经行失眠多梦、经行胁肋胀痛、经行呕吐吞酸、经期过长、经量过多乃至崩中漏下等；疏泄不及，肝气郁结，经脉不利，不能助脾运化，临床常见经行精神抑郁、经行胸胁胀闷、经行乳房痛、月经先后无定期、痛经、闭经等。

（4）肝火炽盛：情志内伤，气郁化火，或过食辛烈与肥甘厚味，久蕴化火，均可导致肝火炽盛。肝火炽盛，上攻头目，内扰心神，消灼阴津，甚则迫血妄行，临床常见经行耳聋耳鸣、经行心烦易怒、经行目赤肿痛、经行鼻衄等。

（5）寒滞肝脉：感受寒邪，凝滞肝脉，或寒结小肠，肝脉受累，可导致寒滞肝脉。寒滞肝脉，则经脉凝滞，气血运行不畅。由于肝脉过阴器，抵少腹，故凡经行阴器与少腹部出现的拘急、冷痛、胀痛，多与寒滞肝脉有关，且多伴经水艰涩，或夹有血块，月经周期与经期亦常不准。

由于头部的巅顶、两胁肋、少腹、生殖器等部位，都是足厥阴肝经的循行之处，又肝主筋，其华在爪，开窍于目，所以诸如经行时出现巅顶痛、胁肋胀痛、少腹痛、筋脉拘挛、眼目疾病及阴器周围疾病，常与肝的病变有关。

📋 什么是经行吊阴痛，病因病机如何

妇女在经行期间，出现外阴掣痛，牵掣至两侧乳头亦痛，似有筋脉从阴部吊至乳上，阵发性发作，经后自行缓解者，称为"经行吊阴痛"。本病当与痛经，经行乳头痛等病相区别。

经行吊阴痛与肝、肾二脏关系密切，多由七情所伤，肝气郁滞，冲脉里急气逆而引起。

（1）肝郁气滞：肝喜条达，肝脉络阴器，乳头属肝。七情过极，恼怒伤肝，肝气郁滞，疏泄失常，冲脉气逆里急，以致气血失调，阴中和乳头络脉不畅，上下不顺，遂发本病。

（2）寒凝肝脉：经行之际感受寒邪，侵犯肝脉，寒性凝滞而主收引，以致肝脉收引而致掣痛。

（3）肾阳虚衰：肾阳为一身阳气之本。肾阳不足，阴器失温，经行之际，阳气更虚，以致肝脉失温，阴器寒冷而致掣痛不已。

（4）热郁肝经：肝郁化热，或素常肝火偏旺，肝经湿热等。经行之际，肝热下迫血海，阻扰气血，气血运行逆乱而引发吊阴痛。

七情内伤为何可致月经病

七情即喜、怒、忧、思、悲、恐、惊七种不同的情志表现。人类不同的精神状态与不同的表情泄露，是机体对外界客观事物与内在结构变化的不同反应，这是机体本来具有的生理功能。精神情志因素致病与否，取决于所受刺激的量变与机体是否是易感体质。一般情况下，机体可以将所受刺激自行的调节、控制、缓冲，不至于引起疾病的发生。倘若作用于易感体质，或精神情志刺激超出自身调节极限的范围，诸如违愿的事实、难言的委屈、过度的愤怒、骤然的惊恐、无故的污辱、累累的逆境等不良心境的笼罩，势必要影响到气血的和谐、冲任的通泰、肝气的疏泄、脾土的斡旋、肺气的敷布、肾精的藏泻等，从而导致疾病的发生，或成为其他因素致病的先导。鉴于妇女"有余于气，不足于血"（《灵枢·五音五味》篇语），具有血虚气盛的生理特点，也就决定了易于情志因素为病的致病特点。《千金要方》中说："女人嗜欲多于丈夫，感病倍于男子，加以慈恋、爱憎、嫉妒、忧恚、染著坚牢、情不自抑，所以为病根深，疗之难瘥。"事实上，同样的环境与同样的刺激量，受之于不同的性别，所产生的反应的确有显著的差异。以精神情志所伤而致病者，女性远远高于男性。鉴于妇女的禀性，病后痛苦的折磨，势必导致心境的不良，而使病情日益加重。二者互为因果，从而容易形成情致病——病伤情——情复致病的恶性循环。正如《素问·汤液醪醴论》中说："嗜欲无穷，而忧患不止，精气弛坏，荣泣卫除，故神去之而病不愈也。"

月经的正常潮汐，是在脏腑、气血、经络的作用下而完成的，精神情志所伤，影响了脏腑、气血、经络的和谐，从而可诱发多种月经病。诸如月经失调、痛经、闭经、崩漏、经行头痛、经行乳胀、

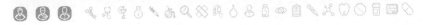

经行神志失常等月经病的形成，多数都与七情内伤有着颇为密切的联系。早在《素问·阴阳别论》中即认识到，情怀失常，抑郁失志，可影响心脾导致化源匮乏，而引起月经闭止，即所谓"二阳之病发心脾，有不得隐曲，女子不月"，进一步可"传为风消，传为息贲"而形成重证不起。通过上述可知七情过极的危害之大。在由精神情志因素所致月经病的治疗上，也不能单纯从药物治疗上兜圈子，还必须要重视精神心理方面的调理。

第 2 章

发病信号

疾病总会露马脚，练就慧眼早明了

🩺 输卵管结扎后月经不调是怎么回事

妇女以往月经正常，进行输卵管结扎之后，出现月经周期紊乱，经量过多或过少，以及痛经、闭经、月经稀发等，称为"输卵管结扎后月经失调"。

进行输卵管结扎一般不会引起月经失调，多是由于对手术的过度紧张、恐惧，或身体素虚，又加手术损伤而引起。

（1）气滞血瘀：妇女对此手术顾虑过大，恐惧紧张，或在自不情愿的情况下进行手术，致使气机郁滞，血行不畅，冲任功能失调而致月经失常。

（2）气血不足：素体亏虚，或流产、多产等损伤气血，再加手术损伤，以致气血益虚，冲任失养，血海失盈而致月经失调。

（3）脾虚痰阻：素体脾虚气弱，术后脾气受损，运化失职，水湿内停，凝聚为痰，阻遏胞脉而致月经失调。

🩺 崩漏常见的并发症有哪些，如何治疗

崩漏患者在病程中常可发生一些并发症，主要的有虚脱、贫血及合并感染等。当出现这些并发症时应如何处理呢？兹予简介。

（1）虚脱：病情来势急，出血量多，出现神昏面白，四肢厥冷，汗出淋漓，气短喘促。脉芤或沉伏不显。治宜益气固脱。首选方药为独参汤（《十药神书》）：人参12g。水煎服。

参考方药：参附汤（《校注妇人良方》）：人参15g，附子10g。水煎服（适用于虚脱重症，肢冷汗出淋漓者）。

针灸急救：取人中、合谷、百会、涌泉穴针刺，用强刺激法。

（2）贫血：失血过多，证见唇舌淡白，面色无华，倦怠乏力，头晕目眩，心悸不安，脉沉细无力。治宜补气养血。首选方药为《校注妇人良方》归脾汤。方见月经先期的辨证治疗。方中可再加阿胶（冲）10g，枸杞子30g，桑椹15g，紫河车粉（冲）3g，以补肾填精养血。食欲不振者加陈皮、鸡内金各12g，以开胃助运。

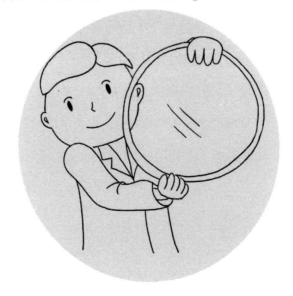

参考方药：

①四物汤：方见经色浅淡的辨证治疗（适用于以血虚为主者）。

②十全大补汤：方见痛经的辨证治疗（适用于气血两亏者）。

③邪毒感染：腹痛拒按，腰酸坠痛，带下黏稠，色黄气秽，或五色杂见。伴有烦躁口渴，大便干，小便黄，或见发热。舌苔黄腻，脉滑数。治宜清热解毒化湿。首选方药为五味消毒饮（《医宗金鉴》）。金银花、野菊花、蒲公英、紫花地丁各 30g，紫背天葵 15g。热毒重者加连翘 15g，黄芩 10g，以助解毒之力；热毒更甚者则可选用黄连解毒汤（方见本病肝胆湿热型），或犀角地黄汤（《千金方》）。由犀角 3g，生地 30g，芍药 12g，牡丹皮 9g，组成合方应用。腹痛重者加香附 12g，五灵脂（包）10g，以活血行气止痛；出血多者加炒升麻、茜草各 12g，小蓟 15g，以止血；心烦口渴者加元参 15g，山栀子、麦冬各 12g，以益阴生津除烦。

参考方药：仙方活命饮（《妇人良方》）。白芷、贝母、防风、赤芍、当归、甘草节、炒皂刺、炙穿山甲、天花粉、乳香、没药各 3g，金银花、陈皮各 9g（适用于热毒壅遏、营卫阻滞者）。

西医怎样诊治子宫内膜异位症

子宫内膜异位生长于子宫肌层以外的组织或器官，如卵巢、盆腔腹膜、直肠阴道隔等处。由于异位内膜也受月经周期中卵巢激素的影响而增厚、出血，但不能引流而刺激周围组织，引起子宫收缩，导致痛经。

本症是育龄妇女的常见病，好发于 31 ～ 45 岁的女性，典型的临床表现为：从月经前甚至月经周期的后半期开始即有腹痛，并持续整个月经期，到月经干净后逐渐消失，随着时间的推移，痛经往往进行性加重。痛经较重时，往往还伴有恶心、呕吐、腹泻等症状。异位的内膜及腹腔液内前列腺素含量过度升高是造成痛经发生的根本原因，但有约 20% 的患者可无痛经。此外，还可有性交痛、经间期出血、不生育等。子宫内膜异位生长于卵巢内，可形成子宫内膜异位囊肿或"巧克力囊肿"，有时这种囊肿会破裂，引起急性腹痛，这是需要与痛经相区别的。

妇科检查时，医生会发现子宫常常后倾，活动受限；子宫颈、子宫体的后方常可扪到大小不等的痛性结节，有时子宫两侧还可发现肿块。最后诊断需靠腹腔镜检查。

治疗方法有：

（1）药物治疗：假绝经治疗药如丹那唑、内美通、棉酚、促性腺激素释放激素（GNRH）增效剂等。另外一类为假孕药物如妇宁片（甲地孕酮），妇康片（炔诺酮）、普维拉（安宫黄体酮）等。疼痛严重者可配合使用对抗前列腺素合成的药物如氟芬那酸、吲哚美辛、芬必得、凯扶兰等治疗。

（2）手术治疗：分保守手术及根治手术两种。

①年轻或尚需保留生育机能的患者，可行子宫内膜异位囊肿剥除术及病灶切除术，这类手术为保守手术。目前可以在腹腔镜下行手术操作，切口较小，手术后应尽早争取妊娠。术后复发率高。

②对不要再生育的患者，可行全部子宫及病灶切除，保留一侧或双侧部分卵巢，术后辅以药物治疗，复发率较低。

③若已近绝经期的妇女可行根治手术，即行全子宫、双卵巢、输卵管切除术以及病灶切除术，这样即可避免残余病灶的再复发。

子宫内膜异位症是良性疾病，文献报道，卵巢巧克力囊肿恶变率小于 1%。

经行腰痛有哪几种证型

每逢经行前后或值经期，出现腰部作痛，经净后逐渐缓解者，称为"经行腰痛"。对于妇女经期出现的腰骶部轻微疼痛不适，可不作病论。

　　经行腰痛多与肾脏有关。肾阴不足，肾精亏虚、肾阳虚衰均可引起经行腰痛，另外气血不足，瘀血阻滞、寒湿凝滞等亦可引起经行腰痛。

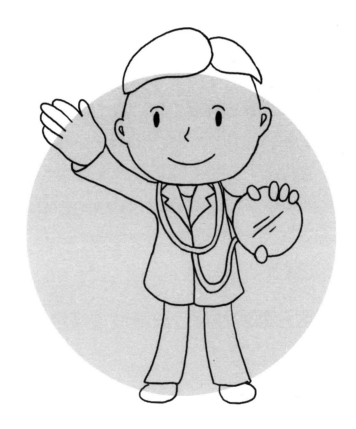

（1）气血不足：平素血虚，或久病大病耗伤气血，经行阴血下注，气随血泄，气血更感不足，以致筋失所养，筋脉拘急，或气虚运血无力，经脉失于通畅，发为经行腰痛。

（2）肾阴亏损：素体肝肾不足，或久病多产，精血亏损，经行阴血下注胞宫，阴精亏虚益甚，腰为肾之外府，肾精亏虚则其府失充而作痛。

（3）肾阳虚衰：素体阳虚，或房劳伤肾，损竭其精，耗散肾气。经血下注，气随血泄，命门火衰，阴寒内盛，凝滞经络，形成本病。

（4）寒湿凝滞：寒湿之邪客居腰部，或经行淋雨涉水，长久坐卧湿地，寒湿伤于下焦，经脉气血凝滞不能。经行时经气受损，运行无力，以致不通则痛。

（5）气滞血瘀：素有血瘀阻滞经络，经行时气血旺盛，经气壅滞而不通畅，以致出现腰骶疼痛。

如何区分原发性痛经与继发性痛经

痛经是指妇女在月经前后或月经期，出现了下腹部疼挛性或续性疼痛、坠痛、腰背部酸痛以及下腹及肛门不适等一系列症状。痛经表现轻者常被忽略，往往不能引起人们注意，但当痛经较为严重时，可以影响正常生活与工作。甚至除疼痛外，还常伴有恶心、呕吐、腹泻等症状，多数情况下，需要药物治疗控制症状，此时才会引起人们的重视。

严格地讲，痛经应当是一种临床表现，或称之为一个症状。

痛经一般分为原发性痛经与继发性痛经两类。

原发性痛经又称为功能性痛经，即未发现患者生殖器官有任何器质性病变，但因某些原因而造成痛经发生。最常见于25岁以下未婚未产的妇女，月经初潮排卵周期建立后才出现的痛经。

继发性痛经又称为器质性痛经，主要指因妇女生殖器官发生器质性病变而产生的痛经。最常引起继发性痛经发生的妇科疾患有：子宫内膜异位症、子宫肌腺症、子宫黏膜下肌瘤、子宫颈内口或宫腔粘连、颈管狭窄、生殖道畸形、放置避孕环以及盆腔炎等。

原发痛经性与继发性痛经有时很难明确区分。如原发性痛经患者，数年后又因合并有生殖器官病变而使痛经加重，此时很难判定疼痛是由原发性痛经还是继发性痛经引起。也有另外一种情况，即原本诊为原发性痛经患者，实际患有较轻度的子宫内膜异位症，当腹腔镜检查时，才明确疾病而随即诊断为继发性痛经。

总之，原发性痛经与继发性痛经仅仅是痛经的两个类型，两者之间有时很难从临床上做出准确的鉴别。

经如牛膜的病因病机，如何辨证治疗

月经来潮，经血中出现膜样物，犹似牛膜者，称为"经如牛膜"。西医称为"膜样痛经"。是指子宫内膜脱落而不能碎解的一种病证，以青春期少女多见，婚后多合并有不孕。本病应与经血中的血块相鉴别。

本病之本为肾气不足，阴阳失调，气化不利；其标为瘀血阻滞，诱发因素多为气郁和寒凝冲任。

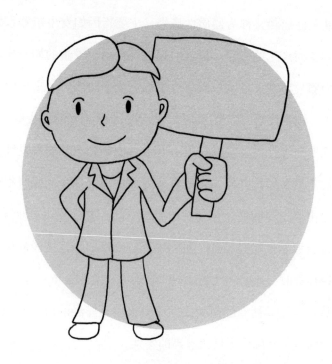

（1）气滞血瘀：情志抑郁，肝气郁结，冲任气机不利，经血运行不畅，子宫内膜碎解受遏而形成本病。

（2）寒凝冲任：经期或产后将息不利，或冒雨涉水，或久居寒湿之地，寒邪乘虚而入，阳气被遏，胞宫失煦，气血运行不畅，子宫内膜不能碎解，遂致本症。

（3）脾肾阳虚："血之运行上下，全赖于脾""冲任血海皆属阳明主司"。肾阳为一身阳气之本，机体功能活动——子宫内膜碎解，全赖肾阳推动。脾肾阳虚，阴寒内盛，胞宫失温，阴聚不化，以致子宫内膜大片脱落。

本病以经行剧烈腹痛，甚则出现晕厥，经血中有膜样片状血块，块下痛减为临床特征。临证需根据疼痛的时间、部位、性质及经血之色质，结合年龄特点加以分析。其治疗以活血化瘀治其标，补肾助气化治其本。在经期重活血化瘀，平时宜补肾助阳，并根据不同证型而灵活遣方用药。

（1）气滞血瘀：月经来潮腹痛剧烈，瘀血排出后疼痛减轻，经血中有膜样物，经量或多或少，色紫黯，质稠。腹痛拒按，精神抑郁，胸闷不舒，乳房胀痛。舌紫黯或有瘀斑，脉弦或涩。治宜行气活血，祛瘀止痛。方用膈下逐瘀汤。桃仁、红花、当归、赤芍、川芎、丹皮、乌药、香附、元胡、五灵脂各10g，甘草6g。小腹胀痛重者再加郁金 15g，莪术 10g，以行气通经；经血排出不畅者加刘寄奴 15g，制没药 10g，以祛瘀通经。

（2）寒凝冲任：经行小腹冷痛难忍，量少色黯，月经中夹有牛膜样物。腹部喜热拒按，畏寒肢冷，便溏尿清长。舌苔白，脉沉紧。治宜温经化瘀，散寒止痛。方用少腹逐瘀汤。当归 15g，赤芍 12g，川芎、蒲黄（包）、五灵脂（包）、元胡各 10g，干姜、小茴香、肉桂、制没药各 6g，肉桂 3g。寒邪重者加炮附子 10g，以暖宫蠲寒；疼痛重者加莪术、青皮各 10g，郁金 15g，以温经止痛。如为青春期患者可于方中加仙灵脾 15g，巴戟天 10g，以温运肾经；生育期患者可于方中加紫石英 30g，黄芪 15g，以益气挟阳。

（3）脾肾阳虚：月经来潮小腹疼痛，喜温喜按，月经量多，质稀色淡，血中夹有膜样物，膜样物排出后痛减。面色㿠白，形寒肢冷，腰腹冷痛。便溏，夜尿频。舌淡苔白，脉沉迟无力。治宜补脾益肾，祛瘀止痛。方用右归饮（《景岳全书》）合失笑散（《和剂局方》）。熟地 15g，山药、山萸肉、枸杞子各 12g，炮附子、杜仲、生蒲黄（包）、五灵脂（包）各 10g，肉桂、甘草各 6g。方中可再加乌药、莪术各 12g，干姜 10g，以暖宫通经。偏于肾阳不足者再加仙茅、仙灵脾各 12g，以温肾助阳；偏于脾气不足者加黄芪、党参各 15g，以补气健脾。

参考方药：附子理中汤（《阎氏小儿方论》）。附子、白术各

10g，人参（或党参）10 ~ 12g，干姜、甘草各 6g（适用于有便溏表现者）。

第 3 章

诊断须知

确诊病症下对药，必要检查不可少

诊断月经病时如何进行望诊

望诊主要是观察患者的神、色、形、态，以测知其体内变化的情况。

（1）望面色：人体内脏腑气血发生异常时，往往会在面部反映出相应的病色。如面色白而体胖虚浮，多属气虚而有痰湿，临床可见月经过多、月经先期、崩漏、经行泄泻等；面色萎黄而身体消瘦，多为血虚、脾虚，临床可见月经后期、月经过少、闭经等；面色浮红而颧赤者，多为阴虚火旺，临床可见闭经、崩漏、经行吐衄、经行发热等；面色紫黯，多为瘀血停滞，可见痛经、闭经等；面色晦黯，颊部、额部有黯黑斑，或眼眶黯黑者，多为肾气不足，可见月经后期、闭经、崩漏、席汉氏病等。

虽然中国人同属黄色人种，但由于人们的工作环境、营养状况、年龄阶段、所处气候等有所不同，其肤色也不可能一致。长期室内工作的人肤色即稍白，久经日晒的人肤色就相对较黑；年少的女子则肤色白嫩，年长的妇女则肤色会相应变得稍暗，更由于有些女子善用化妆品涂抹，会影响本来的肤色。以上这些情况，临证时都应注意。

（2）望舌：望舌对于判断脏腑气血的虚实盛衰，分辨病位之所在，区分病邪之性质，判断病情之轻重，预测病变之预后等，都有其重要意义。望舌包括舌质和舌苔。

①望舌质：舌质是舌体的本身。舌质望诊也应注意神、色、形、态的变化。神的表现主要在舌质的枯荣。舌体荣润红活者，多数病情较轻，预后也好；若舌体干枯无华，板硬或瘪瘦者，多表明病久病沉，治疗困难，预后欠佳。

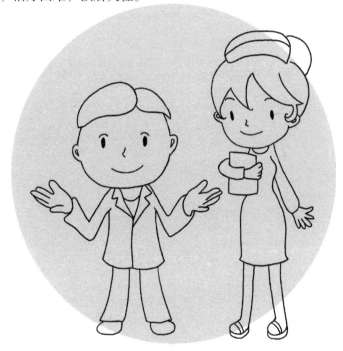

舌色有红、黄、绛、紫、灰、黑等几种。舌色较正常红者多为热，舌尖红赤为心火或兼有肺热，舌边红赤为肝胆之火炽盛，往往见于月经先期、月经过多、崩漏、经行吐衄等。舌色较正常淡者多属血虚，淡白者多因气血亏损或兼有内寒，多见于月经后期、月经过少、闭经、痛经等。舌色较正常黯，多属气血瘀滞，运行不畅，可见月经不调、经行乳胀、经行胃痛、经行胁痛等。舌色黯甚，或见有瘀点或瘀斑者，多属瘀血内阻，常见痛经、闭经、人流后胚胎残留等。

舌形与舌态，包括舌的老嫩、芒刺裂纹、胀、瘪以及舌的软、硬、战、痿、歪、舒、缩、吐弄等。与月经病关系密切的主要为舌形的胀、瘪与舌态的软、硬。舌胀胖大湿润，或边有齿痕者，多为脾虚或脾虚挟痰，常见于经行浮肿、经行泄泻、经断前后证候等。舌瘪瘦小而薄，多属津亏血少，瘦薄而色淡者多为气血俱虚，常见于月经后期、月经量少、崩漏、闭经等；瘦薄而色赤干燥或有裂纹者，多为阴虚火旺，阴津耗损，常见于经行量多、月经先期、崩漏、经行发热、经行腰痛等。舌体柔软灵活者病情较轻，病程短暂，在月经病临床以此种舌态为主；舌体硬强在临床上虽较少遇及，但多提示病情较重，多由热邪盛极，或瘀阻经脉而致，可见于经行抽搐、经行神志失常等。

（2）望舌苔：舌苔是舌面的苔垢。舌苔之厚薄，可察邪气之盛衰；舌苔之颜色，可诊病情之寒热；舌苔之润燥，可候津液之存亡。舌苔白者多属寒；黄者多属热；黑者有寒或有热，多属病久而重；苔白腻者多主寒湿；苔白而干者，多主寒邪化热伤津；苔黄腻者多主湿热；苔黄糙者多属胃热伤津；苔黄厚者多属胃肠湿热；苔黑薄者多属虚寒；苔黑厚者多为实热之甚等。

舌苔与舌质，虽然是不同的两个方面，但在临床应用上不能截然分开，必须进行综合分析，才能做出正确的诊断。

（3）望唇齿：脾开窍于口，其华在唇；肾主骨，齿为骨之余。望唇齿对于诊察脾、肾病证有一定帮助。

①望唇：唇色淡白多为血虚，常见于月经过多，崩漏等出血性月经病；脾虚化源不足也常出现唇色淡白。唇色较正常红者多为热证，深红而干焦者，是热盛伤津的征象，常见于月经先期、月经量多、经行发热、经行口渴、经行吐衄等。唇色发黄而较平时厚者，多属脾虚湿盛，可见于经行泄泻、经行浮肿、经质清稀、经断前后证候等。唇色青者主寒又主痛，主血脉凝滞，常见于痛经、经行胸痛，以及经行癫痫、经行抽搐、经行哮喘等病证。口唇燥裂，甚则从裂口处渗血者，多属于燥热伤津，阴虚火旺，多见于经行量多、月经先期、经行发热、经行便血等。

②望齿：牙齿的情况也能反映人体的健康状况，可以推测肾气的盛衰。一般来讲，牙齿干燥者，多见于热邪伤津，常见于经行量多、经行心烦、经行口渴、经行发热、经行不寐、经行狂躁等。牙齿干枯如枯骨者，多属肾阴大亏，真精不足，可见于经行腰痛、经断前后证候、闭经、月经稀发、经来过迟等。年未老而牙齿早脱落者，多提示肾气早衰，天癸不足，常见于未及"七七"（即49岁左右）

之年，即出现月经闭止不行，以及月经稀发、经行乏力、经行遗溺、经断前后证候等。女孩生牙过晚，多是先天不足，肾精未充的表现，待"二七"（即14岁左右）之年，月经会不以时而下，出现经行过迟、青春期月经稀发、经乱等。

（4）望形态：形态包括体形和姿态。观察患者形体的强弱胖瘦和动静姿态，也是月经病望诊中的一个重要内容。女子到了14岁以后，身体的发育逐步趋向成熟，胸廓、肩部、臀部丰满、乳房隆起，有腋毛和阴毛的生长，表现出女性具有的体态，并有月经来潮，这是女子青春期的标志。若年逾18周岁，身体仍矮小，肌肉羸瘦，乳房平坦，形同幼女，且无月经来潮者，为肾气未充的表现。形盛是有余的表现；消瘦为不足的象征。肥人形厚，常多血少气，气虚不运，容易停湿生痰；瘦人阴虚，常气少血，相火易于亢奋。正如《丹溪心法》中所说："肥人湿多，瘦人火多。"在临床上常见同感一邪发病，其素体阳虚的，多从寒化，阴虚的多从热化，说明病因虽同，体质禀赋不同，则疾病性质及其转变也往往不一致。所以观察病人素质形态，有助于综合分析临床症状。

（5）望月经：月经色泽之深浅、质之稠稀、量之多少、有无血块等，在临床上多数靠问诊获得，有时单、凭人的陈诉不一定准确，必要时可通过望诊获得。经色深者多属实、属热，色浅者多属虚、属寒；

量多者多为实为热；量少者多为虚为寒；质稀者多为虚证，质稠者多为实证，有块者多为气滞或血瘀。实际当中还需参合临床见证加以辨别。

望诊的内容丰富繁多，在此不一一详述。在临床上，不论多么细小的情节，均应留意识别，再结合其他诊法，才可做出比较正确的诊断。

如何区别月经的正常与异常

月经是指胞宫周期性出血的生理现象。又称为月事、月水、月信等。女子一般在14岁左右，月经即开始来潮，到49岁左右则自行闭止，历时约35年左右。此期间除去妊娠及哺乳期以外，通常是一个月来潮一次，信而有期，因而称为月经。

月经应该有正常的周期、经期、经量、经色和经质。月经的周期及经期均从经血来潮第一天算起，两次月经相隔时间为周期，一般为28天，偶尔提前或延后时间不超过7天者仍可视为正常，故正常的月经周期不应少于21天，也不能超过35天。经期是指经血来潮的持续时间。正常者应为3~7天，一般为4~5天。经量是指经期排出的血量，一般总量约为50~80ml左右。由于个人的体质、年龄、气候、地区和生活条件的不同，经量有时略有增减，均属正常生理范畴。经色是指月经血的颜色，正常经血一般为红色稍黯，开始色较浅，以后逐渐加深，最后又转为淡红色而干净。经质是指月经血的性状，正常情况下经质不稀不稠，不易凝固，无明显血块，无特殊气味。

月经病泛指与月经或月经周期有关的各种病证。包括经期、经量、经色、经质和月经气味等的异常，或经期及其经行前后周期性出现的各种较为明显的证候。如果临近月经来潮之前或经行初期，伴有轻微的小腹胀痛或腰部酸痛，或乳房轻微作胀，或情绪不太稳定等现象，但不影响工作与生活，月经来潮后或干净后便自然消失者，这是常有的生理现象，一般不需做任何治疗。有的青年女子，在月经初潮后的头一二年之内，月经不能按时来潮，或提前或延后，甚或停闭数月，这是由于肾气未能充盛所致，这些女子只要无明显全身证候，待身体逐渐发育成熟后，自能恢复正常。还有一些绝经期前后的妇女，常会出现月经紊乱，其周期、经期、经量以及经质都不甚正常，情绪也表现得不太稳定，只要是对生活与健康没有危害，一般也不作病态而论。

此外，有少数妇女，身体无特殊不适，而定期两个月或三个月，甚至一年，月经来潮一次者，古人分别将定期两个月月经来潮一次者称为"并月"；三个月月经来潮一次者称为"居经"；一年一行者称为"避年"。也有极个别的妇女，终生没有月经来潮，但又不影响正常生育者，古人称之为"暗经"。还有的妇女在怀孕早期，仍按期有少量月经来潮，但对胎儿无不良影响，古人称之为"激经"，这都属于个别现象。

怎样辨别月经病的寒、热、虚、实

月经病的辨证，除根据月经之期、质、色、量、味等作为诊断的主要依据外，还应结合全身症状，以辨别病之寒、热、虚、实。

（1）虚证：月经病当中的虚证主要的有气虚、血虚、脾虚、肾虚等。

①气虚：气虚证常见于月经病的月经先期、月经量多、经期过长、经来质稀、经色浅淡、崩漏、经行头晕、经行乏力等。全身症状有面色白，怕冷，精神萎靡，气短声低，头晕目眩，心悸多汗等。舌质淡，苔薄白，脉虚弱无力或濡。

②血虚：血虚证常见于月经后期、月经量少、经来色淡、经来质稀、闭经、经行眩晕、经行心悸等。全身症状有面色萎黄，皮肤干燥，形体消瘦，头目晕眩，心悸少寐，手足麻木，低热，大便干燥等。唇舌色淡，舌体瘦薄，苔少。脉细弱，或细数无力。

气与血互相依存，关系密切，常会相互影响。气血不足又往往与脾胃虚弱有关，辨证时应互为参考。

③脾虚：脾虚多见于崩漏、经行量多、月经稀发、经行嗜睡、经行泄泻、经行腹胀、经行呕吐等。全身症状有面色萎黄或虚浮，倦怠乏力，口淡乏味，不思饮食或食后腹胀，大便溏薄等。舌色淡，舌体胖嫩或有齿痕，苔白滑。脉缓弱无力。

值得注意的是脾与胃相表里，脾虚则胃弱，故脾胃虚弱的证候，往往同时出现。

④肾虚：肾虚在月经病中最为常见，特别是在青春期与更年期月经病中尤为多见。肾虚有肾阴虚和肾阳虚之分。肾阴虚多见于月经量少、初潮或早或迟、青春期经乱、青春期月经稀发、年老经乱、经断复行、老妇血崩、经行血尿等。全身症状有面色晦黯或面颊烘热，颧红，头晕耳鸣，腰膝酸软，五心烦热，大便干燥。舌质红、少苔或无苔，或花剥苔，或舌有裂纹。脉沉细无力或沉细而数。

肾阳虚常见于月经后期、经质清稀、月经过少、月经稀发、闭经、崩漏、月经初潮过晚、经行流涎、经行畏寒、经行浮肿、经行尿频、经行腹泻、经行腰痛等。全身症状有面色白，或有黯斑、畏冷、四肢不温，精神不振，头晕耳鸣，腰膝酸软，性欲淡漠，五更泄泻等。舌质淡嫩，苔薄白。脉沉迟微弱。

肾阴虚与肾阳虚，二者之间常会互相影响，阴损可以及阳，阳损可以及阴。临床上有相当多的患者是肾阴肾阳俱虚并见。

（2）实证：月经病中的实证主要有气滞、血瘀、痰湿等。

①气滞：气滞常见于月经先后无定期、经质黏稠、经色紫黯、经行多少无定量、痛经、闭经、经行不寐、经行心烦、经行狂躁、经行腹胀、经行胁痛、经行胸痛、经行乳胀痛等。全身症状有精神郁闷，烦躁易怒，胸闷不舒，胁腹胀痛，头胀目眩，夜卧多梦，善太息，神志异常，舌色黯，苔薄白或微黄，脉弦。

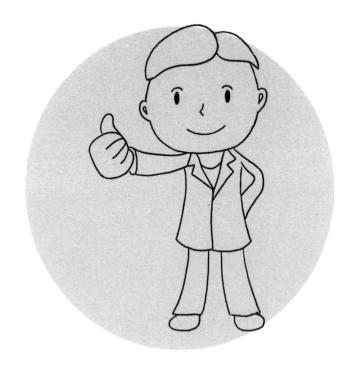

②血瘀：血瘀多见于月经后期、经如牛膜、经来成块、月经过少、经色紫黯、痛经、闭经、经行头痛、经行昏厥、经行小腹瘀块等。全身症状有口干不渴，皮肤呈现肌肤甲错，腹部刺痛，痛有定处。舌质紫黯，或舌边有紫斑，脉沉弦或沉涩。

③痰湿：痰湿内阻多见于月经后期、月经过少、月经稀发、经质黏稠、闭经、经行眩晕、经行嗜睡、经行乏力、经行痴呆、经行咳嗽、经行浮肿等。全身症状有头重眩晕，口中淡腻，胸闷腹胀，饮食不振，泛恶欲吐，形体肥丰，周身沉困，大便溏薄。舌质淡，苔白腻。脉缓或滑，或沉滑或沉缓。

（3）寒证：寒证在月经病中以虚寒证为多，属寒实者鲜少。

①虚寒：虚寒在月经病中多见于月经后期、经行量少、经来成块、痛经、闭经、经行感冒、经行胃痛、经行身痛、经行缠腰痛等。全身症状有面色苍白，唇色淡，口淡纳呆，小腹冷痛，形寒怕冷，小便清长，大便溏薄。舌质淡，苔白润。脉沉迟。

②寒实：寒实证多见于月经病中的月经骤止、经来成块、闭经、经行感冒、痛经、吊阴痛等。全身症状有恶寒战栗，无汗身痛，关节酸痛，腹痛拘急，舌淡红，苔薄白。脉紧。

（4）热证：月经病中的热证有实热与虚热之分。

①实热：实热多见于月经病中的月经先期、月经量多、经味腐臭、

经行目衄、经行鼻衄、经行口渴、经行狂躁、经行咳血、经行便血、经行痤疮、经行紫癜等。全身症状有面色红、烦躁口干，或有发热、大便干燥，或稀溏臭秽、小便黄赤。舌质红绛，或干，苔黄。脉滑数有力。

②虚热：虚热多见于月经病中的月经先期、经期过长、经色鲜红、漏下淋漓、经行发热、经行口糜、经行口鼻干燥、经行心悸、经行乏力、经行咯血等。全身症状有面色潮红，低热或潮热，五心烦热，少寐多梦，盗汗，口咽干燥不渴。舌红，苔少或无苔，或有裂纹。脉细数无力。

以上从寒、热、虚、实几个方面叙述了月经病的辨证要点。在临床实际当中，病情复杂多变，证候错综复杂，往往是虚中有实，实中有虚，气病及血，血病及气，多脏合病。因此，在辨证中应抓住主证，把握病机，分清主次缓急，做出正确的诊断，确立恰当的治则，遣拟适宜的方药。

🔖 诊断月经病时如何进行问诊

问诊是诊断疾病的重要方法之一。因为有很多证候都是患者的自觉症状，必须要通过问诊来了解病情。对于疾病的发生与发展、治疗经过和既往病史、生活情况等，也必须通过细致的询问方能了解。

（1）问年龄：年龄与月经病的关系颇为密切，从月经初潮到绝经这一过程，因年龄不同，在生理和病理上都有差异，其发病情况也各有偏重。在青春期，肾气初盛，发育尚未成熟，身体还不够盛壮，月经周期还不可能很好地建立，容易出现月经期与量的改变。如年逾18周岁，仍未见月经初潮者，则属原发性闭经，应及早调治。如果在10周岁以前便月经来潮，往往由于肾气未充，易发生月经失调，应密切观察。中年妇女既是胎产哺乳的生理阶段，又是工作学习比较紧张、家庭负担较重、社会事务繁忙的时期，阴血易耗，阳气易伤，每多阴血不足与七情内伤为患。此时期月经病的发病率很高，尤其是经行合并症的发生率更高。更年期妇女，肾气渐衰，天癸将竭，冲任虚少，易致阴阳失调，而出现月经期、质、色、量的改变。

（2）问月经之期、质、色、量、味：月经病主要表现在月经之期、质、色、量、味的异常，有仔细询问探究的必要。如经行先期、量多、色深红、质浓稠或夹有血块，有臭味者，多属血热；若经行先期、量多、色淡红、质清稀、无腥臭气者，多属气虚。如经行后期、量少、色黯、夹有血块者，多属阴寒内盛；经行后期、量少、色淡、质稀者，多属于血虚。如经行先后无定期，量或多或少，断续不匀，经色紫黯，夹有小血块者，多属肝瘀血滞，气血运行不畅为患。如经质黏稠而臭秽者，多为血热；经来清澈而臭腥者，多为内寒；若经味臭秽似脏腐败气，下血量多不止者，多提示病情严重。

（3）问经行合并症：经行合并症是月经病学的主要组成部分。由于某种证候出现的时间与性质不同，其病理机制也大不一样，必须通过详细的询问以后才能做出正确的判断。如经行腹痛一证，在行经期或经前腹痛而拒按者，多属实证；经后腹痛而喜按者，则属虚证；经行小腹冷痛，得热痛减者，则属寒证；经前或经期小腹胀痛，痛甚于胀者，多属血瘀；经前或经期小腹胀痛，胀甚于痛者，多属气滞。又如经行泄泻一证，经行大便稀薄，脘腹满闷，纳呆神疲者多脾虚；若经行泄泻之前必先腹痛，泻后痛松，胸胁痞闷，嗳气不舒者，多为肝郁脾虚；若经行大便如水，每于五更必泻，伴有腰酸肢冷者，多属肾虚。

（4）问带下：月经与带下的关系非常密切，了解带下情况，对于月经病的辨证有重要参考价值。带下色白清稀者，多属虚证、寒证；带下色黄，或黄赤黏稠者，多属热证、实证；带下量多色白如涕如唾者，多属脾虚湿盛；带下清稀量多，清稀如水者，多属肾阳不足；带下色黄或赤，淋漓不断，且伴外阴瘙痒者，多属肝经湿热；带下如脓如血者，多为热毒或湿毒；带下量极少或全无者，则多属肝肾阴亏等。根据月经期、质、色、量、味的变化，结合经行合并出现的证候，参以带下的变化，可为正确的辨证与治疗提供许多有益的依据。

（5）问起病原因：每一种月经病的发生都有其病因可究，准确的致病原因是分析判断疾病的重要依据。以痛经为例：因情志不遂，精神刺激而引起者，多属肝郁气滞；因经期冒雨涉水，或临经贪食生冷，久居寒湿之地而引起者，多属寒凝胞中；因房劳多产而引起者，多属肝肾虚损；大病久病之后，体虚未复而出现痛经者，多属气血虚弱等。因此，凡诊治月经病必须首先问清楚其起因，否则易于造成误诊与误治。正如《素问·征四失论》中谓："论病不问其始……何病能中？"

（6）问既往病史与现在症状：在临床上，首先了解疾病的既往情况、病变过程，再结合现在症状，才能得出初步正确的诊断。尤其是经行合并症患者，患者的既往病史往往与当前的病证有因果关系，在问诊时更需要将既往病史与现在症状有机地结合。如经行头痛、经行头晕、经行胃痛、经行癫痫等，有不少患者既往曾有类似发作，经治疗后症状虽已基本消失，但病根未除，一旦条件成熟，便在经行前后或经期复发。所以问明既往病史，对于现在病证的诊断颇有帮助。

问现在症状是问诊中的要点，是辨证的主要依据。虽然某些客观存在的症状，可以从其他诊法中获得，然而某些自觉症状，却需从问诊中进一步证实。如月经周期的先后、经期的长短、经量的多少、经质的稀稠、经色的深浅，以及经行合并症状出现的具体时间、性质、程度等，多数还是需要通过询问而获得。由于现在症状是本书下篇每一个病证中重点介绍的内容，此处不再赘述。

（7）问家族史与个人史：有些月经病的发生有着比较明显的遗传倾向，如月经初潮过晚的女子，其生母亦多数月经初潮较晚，询问患者及家属的病史，可以帮助诊断。

个人史包罗的内容较多，如工作种类、生活习惯、饮食嗜好、居住环境等都包括在内。以上个人具体情况的不同，对疾病的发生、发展、转化均有一定的影响。如素嗜辛辣的人易形成月经过多、经期延长、月经先期等血热类病证。长期居住潮湿之地的女子，易发生经行身痛、经行浮肿、经行眩晕等寒湿类病证等。对患者个人史了解的愈详细具体，则搜集到的辨证依据也就愈充分。

（8）问婚产史：对已婚妇女则需询问婚产情况，包括曾否妊娠、妊娠次数、分娩情况、有无自然流产、人工流产等。如婚后屡行人工流产者肾气必受损，屡发自然流产者脾肾每多不足，婚久不孕者情志多有不遂，这些因素都足以导致月经病的发生。了解以上内容对于正确分析判断疾病有颇多帮助。

（9）问精神心理：月经病的发生多与精神心理变化休戚相关。情志和畅与否以及病后的心理状态，对疾病的发展、转化影响甚大，应予特别重视。

问诊是一项复杂细致的工作。临诊时医者要安神静志，庄重严肃，务使患者毫无顾忌地尽情倾诉病情，以便正确地分析判断病情搜集更多的辨证资料。

诊断月经病时如何进行切诊

切诊包括脉诊和按诊两部分，两者都是运用医生的手，对患者体表进行触摸按压，从而获得辨证资料的一种诊断方法。

（1）脉诊：月经将至或正值经期，无其他症状，其脉滑利者，为经行正常脉象。若滑中带数而有力者，多由冲任伏热，可见于月经先期、月经量多等；若沉细略滑者，多为血虚血海不充，可见于月经后期、月经量少、闭经等；脉细数而弱者，多属虚热伤津，阴亏血少，可见于经期过长、经行色淡、经行心悸等，脉来虚数而弱者，多为血亏脉道失充，可见于月经过多、崩漏、经行吐血等。突然失血过多者还可出现芤脉等。

妇女的脉象，一般较男子柔弱而细小。《难经·十九难》中说："男脉在关上，女脉在关下，是以男子尺脉恒弱，女子尺脉恒盛……男得女脉为不足……女得男脉为太过。"这一点临证中亦应加以注意。

（2）按诊：按诊是医者运用双手直接触按患者身体表面，以观察疾病的变化。

①按尺肤：从肘部内侧至掌后横纹处，名叫尺肤。诊察这一部分皮肤的缓急、滑涩、寒热，可以辨别病情的寒热、虚实。在月经病的诊察方面，由于进行其他部位的按诊有诸多不便，所以诊尺肤部显得比较重要。《灵枢•论疾诊尺》篇中说："审其尺之缓急大小滑涩，肉之坚脆，而病形定矣。"如果尺肤滑润，多病情较轻；尺肤枯涩，多病情较重，或有瘀血，可见于闭经、席汉氏病、久漏不止等。尺肤粗糙而热者，多属阴虚有热，可见于经行不寐、经行吐衄、经行神志异常等；尺肤润泽而凉者，多属阳虚内寒，可见于经行后期、经行畏寒、经行腰痛、经行遗尿等。

在临床上如果在进行其他诊断方法的同时，正确利用诊尺肤，对于辨证有颇多益处。正如汪石山所谓："既诊三部，而再柔其尺肤，可以得其身之冷暖、形之肥瘠、肤之疏密，可以知其深浅、内外、新久之病情。"

②按体表：主要在于探明全身肌表之寒温、润燥、肿胀等情况，以为辨证搜集佐证资料。如四肢不温，多为阳气不布，气血运行不畅，可见于病程迁延日久的月经病之月经后期、闭经、痛经等；如手足心热，多为阴虚内热，常见于经行量多、经行咳嗽、经行不寐、

经行心悸等；如体表浮肿，按之凹陷不起者多为水湿，随按随起者则属气胀，可见于经行浮肿、经行泄泻、经行身痛、经断前后证候等。

在月经病的诊断中，必须四诊合参，不可偏废，并要结合全身症状，抓住主要矛盾，分清寒、热、虚、实，明确病变所属脏器与经脉，才能做出正确的诊断。

如何利用腹诊诊察月经病

五脏六腑之中，有三脏五腑位于腹部。十二经脉除足太阳膀胱经外，均循行于腹部。女性生殖系统的主要器官也都在腹部。月经病的症状与体征，大多数表现在腹部。腹诊是中医四诊在腹部的具体运用。因此，腹诊在月经病的诊察中具有重要意义。

（1）望腹：主要观察其腹部外形之隆起与凹陷、腹壁之滋润与枯燥、皮肤色泽之深浅等。

①望腹辨虚实：一般情况下，腹部凹陷者多属虚，隆起者多为实；腹壁滋润者多为气血旺盛；枯燥者多为津血损伤；腹部平坦少皱者属气血尚盛；松弛多皱者为气血亏虚。

②望腹诊瘀血：望腹部皮肤诊断瘀血内阻，有一定的临床价值。《金匮要略·血痹虚劳病脉证并治》指出："内有干血，肌肤甲错。"

皮肤粗糙、肥厚、干燥、角化、发硬、颜色深褐、鳞屑增多等表现，均属肌肤甲错。大凡腹部皮肤有以上体征者，多有瘀血内阻。

（2）闻腹：闻腹是用听觉和嗅觉来诊察腹部的一种诊法，由于诸多不便因素，后者较少被医者采用。

①闻声响辨虚实：清•石寿棠《医原•闻声须察阴阳论》中说："腹形充大，鼓之板实者，实也；腹皮绷紧，鼓之空空者，虚也。"此言确有一定临床价值。腹部膨胀的患者，叩之回声板实者，以气滞血瘀之类病证为多；击之有空空回声者，多为气虚或气滞作胀。通过区别不同的声响，可为立法用药提供一些有益的依据。

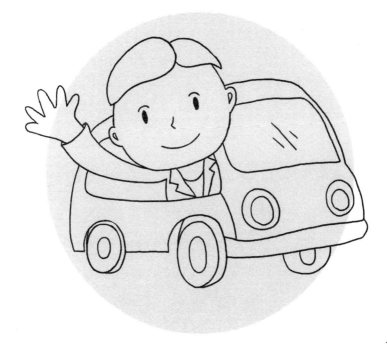

②嗅气味辨寒热：在月经病的诊察辨证过程中，患者坐在诊断桌前，或卧于诊察床上，常可散发出某些特殊的气味。湿热下注者，每可闻到腥臭的气味；臭腐难闻者，多有热毒内蕴。医者如能悉心体察，用嗅觉辨别不同的气味，对于分辨病之寒热尚属可靠。

（3）问腹：月经病的大多数症状都表现在腹部，而患者腹部的主观症状，必须通过询问方可获得，所以问腹在月经病的诊断上极为重要。有关内容已在问诊中叙述，此处仅简要介绍如下：

①问腹辨寒热：寒热辨别资料的搜集，主要依靠询问。如见小腹冷痛者多属宫寒，可见于月经后期、经来量少、痛经等；如见腹痛遇热益甚，则多属血热，或阴虚内热，可见于月经先期、月经量多、崩漏等。

②问腹辨虚实：病之属虚属实，决定立法用药的原则确立。以痛经为例，《景岳全书·妇人规》中指出："经行腹痛证，有虚有实……然实痛者，多痛于未行之前，经通而痛自减；虚痛者，多痛于既行之后，血去而痛未止，或血去而痛益甚。大都可按可揉者为虚，拒按拒揉者为实。"虚实既明，用药自有头绪。

③问腹定病位：腹部一般可划分为上腹、脐腹、少腹、小腹，每一部位均分布有不同的经络与器官。上腹属太阴，脐腹属少阴，少腹属厥阴，小腹属冲任。在月经病中常涉及的有脐腹、少腹、

小腹，这些部位是生殖器官的主要分布区。子宫位于小腹，附件位于少腹。通过询问病变的不同部位，可缩小考虑范围，有的放矢地进行诊察。

（4）切腹：切腹是中医腹诊中最为重要的内容，即是医者用手直接接触患者的腹部，或切或触，或按或推等，来判断疾病的性质、病位及病势等。

①切腹辨寒热：诊查患者腹部发凉或发热，根据触觉所得，可帮助医者对疾病进行寒热的定性。

②切腹辨虚实：以腹部的疼痛为例，《素问·调经论》中说："虚实之要，愿闻其故，……实者外坚充满，不可按之，按之则痛，……虚者聂辟气不足，按之则气足以温之，故快然而不痛。"张石顽曾谓："凡痛，按之痛剧者，血实也；按之痛治者，气虚血燥也；按之痛减，而中一点不快者，虚中夹实也。内痛外快，为内实外虚；外痛内快，为外实内虚。"张氏之论，确寓至理，对于虚实的区分具有重要意义。

③切腹定病位：病变部位的判定，在一定程度上取决于切腹时所搜集到的资料。仍以腹痛为主要临床表现，以月经病为例：两少腹按之作痛，其病多累及厥阴经，多属肝气郁结为病；腹痛绕脐，按之如山峦高下不平者，其痛所累少阴经，多属肾气不足为患；上腹按之或胀或痛，其痛所累太阴经，多属脾的病变；小腹按之或痛

或胀，多属冲任二脉为病等。通过切按明确病累经脉与脏器以后，便可为临床辨证治疗起到一定的指导作用。

第 4 章

治疗疾病

合理用药很重要，综合治疗效果好

治疗月经病时为何要强调适时用药

　　绝大多数月经病是呈周期性发作，发病有一定规律。把握住发病规律以后，不同的病机，选择好适宜的治疗时机，对于减轻患者负担、提高治疗效果有其重要意义。

　　（1）月经来潮前用药：月经是脏腑将有余之精血，凭冲任的调节下注胞宫而来潮。经前静极欲动，以疏达气机，展布阴阳，俾络畅经调为用药大法。在月经来潮之前用药，主要适用于肝气失疏，气机不畅，郁热内阻，阴津不足，气血亏虚，痰湿阻遏等因素而引起的月经病。如月经先期、经行量多、月经过少、痛经及经行诸合并症等。以气滞型痛经为例：本病虽以经行时小腹胀痛为主要临床表现，但绝大多数患者，在月经来潮前数日即感胸胁、两乳及小腹部胀痛，如果在月经来潮前产生上述自觉症状起即开始服用疏肝理气药，使气机调达，经至后可使经水畅行，自能提高疗效，缩短疗程。

　　（2）月经来潮时用药：行经意味着新的月经周期的开始，此时血海满盈而泄，除旧生新。旧血不去则新血不生，除旧也是为了更好地生新。经期阳畅阴布，经血潮注，以调气活血，通理胞宫，令经水调达为用药大法。在月经来潮期间用药，主要适用于瘀血阻滞，寒凝经脉等因素导致的月经病之属于实证者。如月经过少、经行不畅、经来成块、痛经及诸多经行合并症等。仍以痛经为例：血瘀型痛经，以瘀血阻滞，经行不畅为造成腹痛的主要病机，在经血来潮之时，及时服用活血祛瘀之剂，使瘀血化散、经行畅通，其痛自能减轻或消失。

（3）月经后或期中用药：经后血海空虚，阴血阳气并衰，此刻以虚为主，用药宜滋养精血，培养生气，修复血海之虚；期中阴血渐旺，阳气复苏，用药宜通理气血，交泰阴阳，以促使阴阳转换。在月经接近干净或已经干净后给药，主要适用于由气血亏虚、脾肾不足、冲任虚损等因素而引起的经量过少、经质清稀色淡、经行眩晕、经行失明、经后感冒、经行腰痛、经断前后诸症等月经病。这些月经病以虚为主，多数病程较长，治疗亦较难于几天内尽收全功，故此适宜于在月经后或期中服药。还以痛经为例：气血亏虚型痛经，无论是气虚为主，还是以血虚为主，在月经接近干净后或在期中服用补气养血之剂，使气充血盈，即便是不在月经前或月经期间服用治疗痛经的药物，其痛势也会逐次递减，渐趋向愈。

上述适时用药方法，在具体运用上应是灵活掌握，关键是视病变的病理机制而灵活选择给药时间。一般情况下虚证、寒证宜在经期、经后或平时进补或祛寒；实证、热证宜在临经前或经期给药。

痛经合并乳腺增生时如何治疗

乳腺增生中医称之为"乳癖"。其临床特点是单侧或双侧乳房内生有肿块，平时轻微作痛或不痛，一般在月经将来潮时有肿块增大并作痛或加重，多发生在20～40岁之间的妇女。从临床观察来看，约有1／3以上的痛经患者伴有乳腺增生病，和痛经的关系较为密切。本病的形成虽然病因病机比较复杂，但绝大多数系气滞血瘀和痰湿互结所致。在月经将要来潮时，相火内动，气火上升，冲激癖块，所以乳房内肿块出现增大并作痛；经行之后，气火有外泄之机，故乳房内肿块就有所缩小，疼痛亦渐减轻或不痛。

对于痛经伴有乳腺增生者，两种病证要联系起来加以综合分析。治疗须以辨证为立法遣药之先导，多能收到较好的疗效。一般说来，乳腺增生病的病机多为气滞血瘀和痰湿互结，所以在立法方面当然离不了疏解行气以化瘀，温化痰湿以消块。宗此旨我们在临床上运用自拟"蠲痛消癖汤"治疗，取得了满意疗效。

蠲痛消癖汤由以下药物组成：元参、夏枯草、牡蛎各30g，清半夏、橘核、昆布各15g，海藻12克，三棱、莪术、柴胡各6g。水煎服，于月经后第8天开始服药，每日1剂，连续服6～8剂。对证见经行或前或后，经量多少不一，经前心烦易怒，癖块胀痛明显等

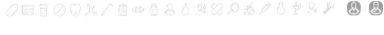

有肝郁气滞表现者，可用蠲痛消癥汤与柴胡疏肝散合用；以经行错后，或前后不定，量多，色暗有块，平时带下量多，四肢困倦沉重等脾胃气虚，运化失常，痰湿互结为患者，宜同时合用苍附导痰丸；对经行错后，量少色淡质稀，腰膝酸软等偏于肝肾亏损者，宜合用调肝汤并酌加菟丝子、仙灵脾、仙茅等补益肝肾之品。

痛经伴有乳癖者，部分病例会影响受孕，应考虑是否有器质性病变，诸如输卵管不通，或通而不畅等，对于如此病例，治应调冲任，理气血为主，只要经脉通调，乳癖渐消以后则可随之受孕结胎。还有个别痛经合并乳腺增生的患者，会有转向恶变的可能，应有足够重视，尤其是位于乳房外上象限，经久不消的肿块，更需高度重视。

在治疗痛经合并乳癖时，煎药后所剩药渣可用布袋包裹，趁热烫熨乳房有癖块处，能明显提高疗效。

治疗经行腰痛的简便治疗方法

（1）中成药

①伸筋丹，每服4片，日服3次。

②木瓜丸，每服6g，日服3次。

③活络丹，每服6g，日服2次（上方适用于寒湿阻络者）。

④舒筋活血片，每服 4 片，日服 3 次（适用于血瘀阻滞者）。

⑤壮腰健肾丸，每服 9g，日服 3 次（适用于肾阳不足者）。

⑥六味地黄丸，每服 6g，日服 3 次（适用于肾阴不足者）。

⑦龟鹿补肾丸，每服 6g，日服 2 次（适用于肾精不足者）。

（2）简便验方

①甘草 10g，干姜 12g，茯苓、白术各 15g。水煎服（适用于寒湿型腰痛）。

②红花 15g，木瓜 12g，桑寄生、补骨脂各 20g。水煎服（适用于肾虚或血瘀者）。

③续断、川牛膝各 15g，桃仁 10g。水煎服（适用于瘀血阻滞者）。

④独活、黄柏各 60g。共为细末，炼蜜为丸，每服 9g，日服 3 次（适用于湿热者）。

（3）外治法

①川草乌、川椒、乳香、没药、艾叶、透骨草、威灵仙、川芎、络石藤各 30g，细辛 10g。将药打碎，用黄酒和醋湿透后炒热，热敷腰部，每次 1h，每日 1～2 次。

②透骨草、伸筋草、艾叶、川椒各 60g，狗脊、川草乌、乳香、没药、川芎、白芷、续断各 30g。共为粗末，加水拌匀，装入布袋内上锅蒸 20min 后热敷腰部。每次 1h，每天 1～2 次（上方各型均可使用）。

（4）饮食疗法

①金毛狗脊 30g，黄酒 500ml。同煮数沸，每服 30ml，日服 2 次（适用于寒湿阻滞者）。

②枸杞子 30g。代茶饮。

③胡桃 20g，补骨脂 10g。水煎后喝汤并吃胡桃。

④炒补骨脂 10g，猪腰子 1 对，同煮熟后食肉喝汤（适用于肾虚腰痛者）。

⑤土元 4 个为末，黄酒冲服（适用于血瘀腰痛者）。

（5）针灸疗法

取穴：肾俞、委中、三阴交、命门、腰阳关、腰眼、气海俞、大肠俞。每次取 3 ~ 4 穴针刺或配用艾灸。

如何用简易疗法治疗经行胸痛

（1）中成药

①舒肝止痛丸，每服 9g，日服 2 次。

②柴胡疏肝丸，每服 9g，日服 2 次（上方适用于肝郁气滞者）。

③金沸止痛丸，每服 10g，日服 2 次。

④元胡止痛冲剂，每服 6g，日服 3 次（上方适用于气滞血瘀者）

⑤小活络丸，每服 6g，日服 3 次（适用于寒湿阻滞者）。

（2）简便验方

①香附、郁金各 12g，元胡 15g，薤白、桂枝、旋覆花、枳壳各 10g，桔梗 6g。水煎服（适用于各型患者）。

②赤白芍、瓜蒌各 15g，丹参 30g，香附 12g，郁金、桃仁、五灵脂（包）、川楝子、清半夏、槟榔、乌药各 10g，青陈皮、木香各 6g，沉香 3g。水煎服（本方为郑长松老中医临证经验方，适用于伴有经行不畅与痛经者）。

（3）针灸疗法

①体穴：内关、支沟、丘墟、照海、膻中、期门、阳陵泉、太冲。每次取 3 ~ 4 穴针刺。

②耳穴：胸、神门、枕、皮质下。分两组交替针刺，或埋针治疗。

怎样治疗经行胸痛

根据"通则不痛"之理，施以疏通经脉之剂，并针对病机不同决定具体治法。

（1）肝郁气滞：经来前后胸部胀痛，连及乳房、胁肋。精神抑郁不舒，或急躁易怒，嗳气频作，月经不畅。舌红苔薄，脉弦。治

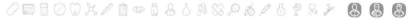

宜疏肝解郁，理气止痛。首选方药为柴胡疏肝散。方见本书第140问。急躁易怒而心烦者加山栀子、黄芩各10g，以清泻肝火；嗳气频作而呕恶者加竹茹、旋覆花（包）各12g，柿蒂10g，以降气止嗳；血瘀者加桃仁12g，红花、五灵脂（包）各10g，以活血止痛。

参考方药：金铃子散（《素问·病机气宜保命集》）：金铃子、元胡各15g（适用于肝郁气滞而化热者）。

（2）寒凝血络：经行前后胸部冷痛，两乳发凉，畏寒喜热，月经后期，或伴痛经。舌淡苔薄白，脉弦紧。治宜温经通脉，活络止痛。首选方药为枳实薤白桂枝汤（《金匮要略》）：枳实、厚朴各12g，薤白20g，全瓜蒌15g，桂枝10g。方中可再加姜黄12g，郁金10g，丹参15g，以活血行气止痛。

参考方药：

①桂枝姜附汤（《温病条辨》）：桂枝18g，干姜、白术、附子各9g（适用于中阳不足又兼寒湿凝滞者）。

②桂枝加桂汤（《伤寒论》）：桂枝18g，白芍、生姜各9g，甘草6g，大枣12枚（适用于伴见心阳不足者）。

如何辨证治疗输卵管结扎后月经失调

本病有虚实之分，属虚者多责之于气血、脾肾，证见月经后期、量少或闭经。属实者多责之于气血郁滞，证见月经量多，先后无定期，痛经等。脾虚痰阻者证见形体肥胖，月经过少，或稀发，甚则闭经不行。

（1）气滞血瘀：月经先后无定期，量多少不定，或经闭不行，或经行腹痛拒按，经色黯红，多血块。胸胁、乳房胀痛。舌黯或有瘀斑，苔薄，脉弦或涩。治宜行气活血调经。首选方药为调经汤。当归、白术、川芎、陈皮、丹皮各 10g，元胡、香附、白芍、生地、益母草各 12g，甘草 6g。胸乳胀痛重者加青皮、郁金各 10g，以行气止痛；经中血块多者加五灵脂（包）12g，莪术 10g，以活血通经；病久化热者加黄柏、山栀子、丹皮各 10g，以清热凉血。

（2）气血不足：经行后期，量少色淡质稀，甚则闭经不行。或见经行淋漓不断，小腹隐隐作痛。面色苍白，精神倦怠，周身乏力，肌肤不荣，唇淡甲白，头昏眼花，心悸失眠。舌淡白而瘦小，苔薄，脉沉细无力。治宜补养气血。首选方药为人参养荣汤。黄芪 15g，人参（或党参）10～15g，熟地 20g，当归、白芍、茯苓、远志、陈皮、五味子、白术各 10g，甘草、肉桂各 6g，生姜 3 片，大枣 6 枚。经少或闭者加鸡血藤、丹参各 15g，肉桂 3g，以养血活血通经；淋漓不止者加乌贼骨、陈棕炭各 15g，以固经；伴有肾虚腰软者加杜仲、续断各 12g，以壮腰膝。

（3）脾虚痰阻：经行量少，色淡质黏，甚则经闭不行。形体肥胖，气短乏力，素常多痰，头昏重，白带多而黏。舌胖淡，苔厚腻，脉滑或濡细。治宜健脾益气，化痰调经。首选方药为苍附导痰丸。苍术、香附、陈皮、半夏、炒枳壳、胆南星各 10g，茯苓 15g，甘草 6g，生姜汁（兑入）10ml。方中可加鸡血藤 12g，莪术、红花各 10g，以活血通经。痰阻中焦，食少纳差者加鸡内金、厚朴、石菖蒲各 12g，以醒脾化湿开胃；痰湿重者加车前子 10g，大黄 6g，以利痰湿；脾气虚者加黄芪 15g，山药 12g，以益气健脾。

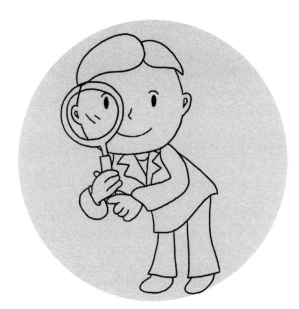

西医如何治疗功能性痛经

（1）一般治疗：首先劝导患者消除恐惧心理、摒弃思想压力，积极祛除病因，注意起居调摄，尤其是在月经期更要注意避免剧烈活动、饮食生冷、精神刺激、夫妻生活等。

（2）解痉止痛药物治疗：这是临床上能够应急的见效迅速的治疗措施。对于一般疼痛较轻者，可适量选用吲哚美辛、索米痛片、颠茄片、延胡索片、阿托品等。对个别痛势严重者可考虑使用可待因、盐酸哌替啶等药。

（3）对抗前列腺素类药物治疗：随着现代医学对痛经研究的逐步深入，在痛经的治疗方面通过使用对前列腺素有对抗作用的药物，取得了可喜的效果。常用的药物有吲哚美辛、苄达明，以及邻氨苯甲酸类药物（如氟芬那酸、甲芬那酸等）。以上这些药物能阻止前列腺的合成，并有拮抗前列腺素的作用。另外，有人利用口服避孕药治疗痛经，也有较好的治疗效果。经实验研究证明，口服避孕药可抑制前列腺素 F2a 的合成与释放，从而达到治疗痛经的目的。

（4）内分泌激素治疗：可供治疗痛经使用的内分泌激素主要有以下几种。

①雌激素：雌激素制剂的种类很多，有天然雌激素（甾体类激

素）和合成雌激素（非甾体类激素），有长效、短效等。常被临床使用的主要是人工合成雌激素—乙底酚，可自月经来潮后第5天开始，每天服用0.5～1mg，20天为1个疗程。连用2～3个月经周期。主要适用于子宫发育不良的痛经患者。

②孕激素：妇女在不同的生理时期，孕激素的来源也不同。在月经前半期主要来自肾上腺，排卵后黄体产生较多的孕激素，妊娠期除黄体继续产生孕激素外，更主要的是来源于胎盘。一般每日口服炔孕酮60mg，分2～3次服。从经前第4天开始服药，至行经后1～2天停药；也可在月经来潮后的第21天开始内肌注射黄体酮，每日20mg，连用5天。通过补充孕激素，使雌激素与孕激素重新恢复平衡，使月经期的子宫内膜得以按正常变成碎片状剥脱。此类激素主要适用于治疗膜样痛经。

③避孕药：避孕药可使体内激素水平发生变化，导致抑制排卵，改变子宫颈黏液性状及子宫内膜的周期。可于月经周期的第5天开始，每日一次口服短效避孕药，连服20～22天，服用2～3个月经周期后可考虑停药。

（5）手术治疗：

①扩张宫颈及刮宫术：对于宫颈管狭窄的患者，用器械扩大以后可有利于经血顺利排出，以减轻或缓解疼痛。这一手术特别适用

于已婚不孕的痛经患者，因同时可将所取子宫内膜进行病理检查，借以了解卵巢功能情况及内膜有无器质性病变。据统计约有 1 / 4 的病例可获痊愈。

②子宫悬吊手术：子宫后倾后屈，经采取一些治疗措施而效果不满意者，可行子宫悬吊术。纠正子宫位置后，有利于经血流通，从而缓解疼痛。特别是一些婚后不孕的子宫后倾后屈患者，采用子宫悬吊术，有助于怀孕。

③骶前神经切除术：本手术的有效率不是很高，而且术后容易引起月经过多，故很少有采用本法治疗者。

痛经合并昏厥怎样救治

痛经患者在经行期间突然昏倒，不省人事，或伴有四肢逆冷者，称为经行昏厥，属中医"痛厥"的范畴。本证一般发作后在短时内逐渐苏醒，严重者也可一蹶不复而导致死亡。该证虽然临床鲜见，但病势紧急，必须立即就地抢救。

一旦痛经患者发生昏厥后，应立即用毫针针刺水沟、太冲、劳宫、人中等穴（或配用涌泉、合谷、中冲、百会等穴），以强刺激，不留针，并灌服中药苏合香丸或玉枢丹。若有四肢逆冷，血压很低者，应急煎参附汤（人参、制附子各9克）灌服，或用半夏末或皂荚末少许吹入鼻中，使之喷嚏不已，可收通窍醒神之效。待病情稳定以后，可再用中医中药进行辨证施治。

经行昏厥主要由气厥与血厥两大证型，每一证型又有虚与实的不同，临床上需根据患者病情的在气在血，属虚属实，分而治之。

（1）气厥：属实者，证见平素情绪紧张，或行经时受情绪刺激而诱发。突然昏倒，四肢逆冷，牙关紧闭，两手握固，经行量少不畅，苔薄白，脉沉弦。治宜顺气开郁，方用《济生方》五磨饮子加减。乌药10g，槟榔、藿香各6g，木香、枳实、檀香各5g，沉香3g。水煎服，每日1剂，于经前3～5剂，平时可服逍遥丸。

属虚者，证见突然昏倒，四肢厥冷，面色苍白，汗出如雨，气息微弱。舌苔薄白，脉象沉微。治宜补气回阳。方用《景岳全书》四味回阳饮加减：人参12g，炮附子10g，炮姜、炙甘草各6g，生龙牡各15g。水煎服，于发作过后，每日1剂，连用5～8剂。翌月经净后可再重复服用本方3～5剂。平时可服补中益气丸。

（2）血厥：血厥以瘀血内阻者为多，但也有因血虚而致者。

血瘀者证见经行四肢厥冷，昏厥不知人事，月经量少，少腹疼痛剧烈，冷汗淋漓，面色苍白，舌质暗，有瘀点或瘀斑，脉弦紧。治宜活血化瘀，理气止痛。方用少腹逐瘀汤加减（方见辨证分型治疗一节）。于经前 3 ~ 5 天开始服药，每日一帖，服至痛止停药，翌月重服该方。

血虚者证见经行量多如崩，突然昏厥，面色苍白，口唇淡白无华，舌质淡，脉芤或细软无力。治宜养血固脱。方用《古今医鉴》胶艾四物汤加减：阿胶（烊化）12g，艾叶炭 4.5g，白芍、当归、制附子各 10g，熟地、龙骨、牡蛎、茜根各 15g，川芎 4.5g。水煎服，每日一剂。于醒后即用此方，连服 10 ~ 15 剂，待阴血渐渐充盈之后方可停药。

凡有经行昏厥者，患者可自备半夏末或皂荚末，待经行有发生昏厥之兆头时即先自行使用，可有效地防止昏厥的发生，并必须在平时或经前积极治疗，以免发生不测。

西医如何治疗器质性痛经

器质性痛经绝大多数是继发性痛经，能导致器质性痛经的常见因素是慢性盆腔炎、盆腔结核、子宫内膜异位症等。

（1）慢性盆腔炎：慢性盆腔炎所致痛经的治疗，首先要注意休息，讲究卫生，改善营养，加强锻炼，树立彻底治疗疾病的信心。常采用的治疗措施有。

①全身用药：主要是使用抗生素，在使用抗生素的同时加用肾上腺皮质激素可增强疗效。还可以用胎盘组织液或胎盘球蛋白等肌内注射，以提高机体抗病能力，促进局部炎症吸收。另外使用孕激素，如黄体酮、甲羟孕酮等药物，也有一定疗效。

②局部用药：慢性盆腔炎由于长期炎症刺激，器官周围易于出现粘连，抗菌药物不易进入病变组织，而局部用药则可有效地弥补全身用药的这一不足，可以将已选定的药物进行侧穹隆封闭、宫腔注射等。

③物理治疗：理疗的方法与种类很多，如超短波、远红外、音频等，这些治疗措施可促进血液循环，缓解组织粘连，改善局部营养，有利于炎症消散。

④手术治疗：手术治疗应根据具体情况，严格掌握适应证，酌情施行子宫及双侧附件切除术。本治疗方法主要适用于年龄在40岁以上，已无生育要求，并且病程迁延，久治不愈，严重影响工作与学习，妇科检查有较大的炎块或积水，其肿块直径在6cm以上者。

（2）盆腔结核：盆腔结核亦属炎性反应，但有它的特异性，治疗一般采取以下措施。

①一般治疗：生殖器官结核与其他器官结核一样，机体抵抗力的强弱对控制疾病的发展，促进病灶的愈合，防止日后复发等，均

起着重要作用。所以患者要注意饮食起居的自我将息调摄，对因生殖器官结核而引起不孕者，更要注意精神情绪的调节，以提高机体对疾病的抗御能力。

②抗结核药物治疗：抗结核药多为抗生素或合成药，其作用主要在于破坏或干扰结核杆菌的代谢过程，从而抑制其生长、繁殖及毒素的形成。最常用的异烟肼、链霉素、利福霉素类及吡嗪酰胺为杀菌剂，其他如对氨水杨酸、乙胺丁醇等皆属抑菌剂。临床上一般坚持联合、规则和全程用药。现在多数主张分强化（1～3个月）和巩固两个阶段治疗。总疗程一般不少于一年。由于生殖器官结核病变具有慢性和复发性倾向，治疗效果随机体反应性、细菌毒理和化学药物作用而异。治疗时间过短，复发率很高，治疗时间过长，结核杆菌就易于形成耐药菌株。为了推迟耐药菌株的产生，提高治疗效果，在治疗初期可以将链霉素、异烟肼和对氨水杨酸三药联合应用，一般情况下即使有耐药菌株存在，联合用药的办法也会有治疗作用。倘若常用的抗结核药物已产生耐药时，则可应用无耐药的药物，如利福平、卡那霉素、乙胺丁醇等药的继续治疗。

③手术治疗：手术治疗不是首选的治疗措施，但对于由结核因素造成的急性输卵管积脓、卵巢脓肿等经抗结核药物治疗无效或治疗后又复发者；更年期或更年期以后生殖器结核，但无其他活动性

结核者；有继发性感染、盆腔炎症反复发作，盆腔脏器严重受累者；月经血细菌持续阳性或月经过多，久治不愈的结核性子宫内膜炎；久治不愈的结核性瘘管等，可以考虑子宫及附件全部切除术。需要注意的是，术前必须进行抗结核药物治疗，以免因手术致使结核活动及扩散。

（3）子宫内膜异位症：子宫内膜异位症的治疗原则是根据患者的症状、病灶的部位、范围、年龄、对生育的要求，以及是否并发其他妇科疾病而定。西医的具体治疗方法如下：

①合成孕激素：可用炔异诺酮、炔诺酮、甲地孕酮、氯地孕酮、甲羟孕酮等药物作周期治疗，使异位的子宫内膜退化。一般从月经周期第 6 天开始至第 25 天，每日一次口服上述药物当中的一种 5 ~ 10mg，疗程视治疗效果而定，此法可抑制排卵。若希望生育者，可以从月经第 16 天开始服至第 25 天，每日一次用炔异诺酮或炔诺酮 10mg。这样既可控制子宫内膜异位症造成的痛经，又不至于影响排卵。

此外，还有人主张应用大剂量合成孕激素 3 ~ 10 个月，造成假孕状态，使异位的子宫内膜组织产生脱膜反应，继之坏死，最后被吸收而消失。应用剂量应由小逐渐加大，在预计月经来潮前一周开始，服甲地孕酮一次 4mg，一日 2 次，连服 1 周；第二周 1 次 4mg，一日 3 次；第三周 1 次 8mg，一日 2 次；第四周以后逐渐增加剂量至 20 毫克，每日 1 次。或服炔异诺酮或炔诺酮 5mg，每日 1 次；第二周继之 10mg，每日 1 次；第三、四周 15mg，每日 1 次；第五、六周 20mg，每日 1 次；第七、八周 30mg，每日 1 次；第九、十周 40mg，每日 1 次，直至症状及体征改善或缓解为止。假孕疗法至少应持续 3 个月，最长可达 2 年，这种疗法约有 80% 的患者确能显著改善其症状及体征，但也有约 20% 的患者在治疗后半年又有复发。

②睾酮：对子宫内膜异位症也有一定疗效。剂量应随着耐受量而定，开始剂量可为 10mg，每日 2 次。于月经周期后 2 周开始，口含化内服，这一剂量很少有影响周期及发生男性化的副作用。但要达到止痛目的，常需持续几个周期。此后可减少用量，再持续治疗一个时期后，停药观察。如能妊娠则本病即可治愈。也有每日 1 次口服甲睾酮 10mg，或肌内注射丙酸睾酮 25mg，每周 2 次，6～8 周为 1 个疗程。2 个疗程之间，至少停药 4 周。这一治疗方法，可以引起月经延迟，月经量减少甚至闭经，但停止治疗后均可以恢复。

③手术治疗：手术治疗是有效的治疗方法。对药物有反应或药物治疗无效者可实施手术治疗。

如为内在性子宫内膜异位症，年龄接近 40 岁，或已有子女，不伴有外在性子宫内膜异位者，可行全子宫切除术，保留双侧附件。

但有外在性子宫内膜异位症而病灶不能清除者，则应将附件切除。如年轻要求保留生育能力而子宫内膜异位症仅局限在子宫一处，可行病变区域剜除术。

④放射治疗：病灶位于肠道、泌尿道或盆腔结缔组织等处不易进行手术，或内分泌治疗效果不好，或接近绝经期的复发病例，或患者身体情况差，或其他原因如过于肥胖，对手术有很大顾虑等，也可采取放射治疗，造成人工绝经。一般用宫腔镭疗或钴^{60}放射治疗，能破坏卵巢功能，使异位内膜萎缩。

另外，还有不少疾病也可继发形成器质性痛经，其治疗的关键就在于治疗原发疾病，只要治愈了导致诱发痛经的原发病症，其痛经自然就会缓解或消失。

痛经合并不孕症时如何治疗

不孕是指育龄期妇女，夫妻同居 2 年以上，男方生殖功能正常，未避孕而不怀孕；或曾有过妊娠，又间隔 2 年以上，未避孕而不再受孕者，前者称原发性不孕，后者称继发性不孕。痛经与不孕的关系十分密切，据临床观察，不孕患者中约有半数以上伴有轻重程度不同的痛经。江苏省中医研究所孙宁铨主任医师通过大量临床资料的分析后提出，不孕症中伴有痛经者占56%，并且发现痛经一旦消除，患者也随即受孕。由此可见痛经与不孕的关系确实是非常密切的，同时也表明古人所谓"种子先调经，经调孕自成"的观点正确。

痛经伴不孕者，在临床上首先要探寻病因，进行详细检查，只要排除器质因素外，按着痛经的证型所属，先予调治痛经，分别对肾阳不足者，予以温肾助阳，调补冲任，方用《景岳全书》毓麟珠或《妇科玉尺》温肾丸；肾阴不足者，予以滋阴养血，调冲益精，方用《傅青主女科》养精种玉汤或清骨滋肾汤；肝郁气滞者，予以舒肝解郁，养血理脾，方用《傅青主女科》开郁种玉汤；痰湿内阻者，予以燥温化痰，调理冲任，方用《千金方》温胆汤或《傅青主女科》加味补中益气汤；瘀血内阻者，予以活血化瘀，调理冲任，方用《医林改错》少腹逐瘀汤或膈下逐瘀汤等。

通过近年临床实践观察后认识到，经行腹痛是不孕症的常见症状之一，痛经多伴有不孕，不孕亦常诱发痛经。无论任何证型的不孕症，多数都有气滞血瘀的转归。内有瘀血阻滞，经行势必腹痛。"痛则不通"，其经行腹痛也是内有瘀血的主要诊断依据。在治疗不孕症或痛经不孕时，凡在方中参入理气活血药物，可大大提高治疗效果。即使虚证，在扶正固本方中加入理气活血药，多数也能收到显著疗效。回顾我们积累的数百例不孕症病案，凡疗效满意者，多在"求本"

方中加入了理气活血药，尤其是痛经不孕者，我们运用以理气活血为主，并有温肾暖宫之力的自拟"蠲痛种子汤"，收效更为满意。

蠲痛种子汤由下列药物组成：丹参、当归各 30g，香附、白芍各 15g，补骨脂、桃仁、元胡、川楝子、川芎、川牛膝、五灵脂各 10g，制没药、木香、炮姜各 6g。经行乳胀重者加橘核叶各 15g；经行腰痛者加桑寄生、川续断各 15g；输卵管不通者加皂刺 15g，穿山甲 10g；黄体功能不健者加仙灵脾 15g，巴戟天 10g。于月经来潮前 3 ~ 5 天开始服药，连服 3 ~ 5 剂。痛经程度较重，而又月经量偏少者，可于经前服药 8 剂。翌月守方重复。

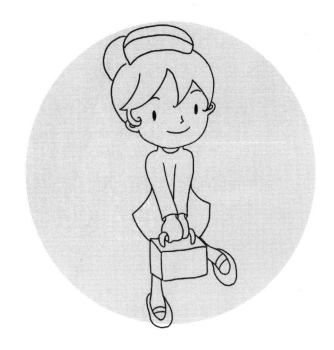

治疗经行吊阴痛的简易疗法

（1）中成药

①逍遥丸，每服 6g，日服 3 次。

②柴胡疏肝丸，每服 9g，日服 3 次（上方适用于肝郁气滞者）。

③龙胆泻肝丸，每服 6g，日服 2 次（适用于肝经有热者）。

④十二温经丸，每服 9g，日服 3 次（适用于寒凝血瘀者）。

⑤痛经丸，每服 9g，日服 3 次（适用于寒凝气滞者）。

⑥茴香橘核丸，每服 9g，日服 2 次（适用于寒凝经脉者）。

⑦月月舒冲剂，每服 9g，日服 3 次（适用于气滞血瘀者）。

（2）简便验方

①荔枝核、枳壳、元胡各 10g，白芍 24g，甘草 6g，蜈蚣 2 条。水煎服（适用于肝气郁滞者）。

②淫羊藿、肉桂各 10g，川牛膝、川芎各 6g，白芍 12g，续断、桑寄生各 15g，柴胡 8g。水煎服（适用于肾阳不足者）。

③桂枝、艾叶、小茴香各 10g，白芍、乌药各 12g，香附 15g。水煎服（适用于寒凝肝脉者）。

（3）外治法

①白胡椒 10g，葱白 1 根，食盐 200g。炒热后敷脐部。

②小茴香、川椒各 50g，大青盐 200g。炒热后熨小腹及两乳房。

③吴茱萸、乌药等 10g，细辛 3g。共为细末，醋调敷脐部，外用胶布固定（上方适用于属寒属虚性吊阴痛）。

（4）饮食疗法

①小茴香 15g，干姜 6g，桂枝 10g，黄酒 300ml。煮数沸去渣，分 2 天服完（适用于寒凝肝脉者）。

②肉桂、肉苁蓉各 16g，生鸡 1 只。煮熟食肉喝汤（适用于肾阳不足者）。

③韭菜子 15g，代茶饮（适用于肾阳不足者）。

④荔枝核 15g，香附 18g，白芍 15g，甘草 10g，黄酒 500ml。同煮数沸去渣，每服 30ml，日服 2 次（适用于肝气郁滞者）。

（5）针灸疗法

①体穴：关元、气海、命门、膻中、足三里、三阴交、涌泉、百会。每次取 3～4 穴针刺，或根据不同病机配用艾灸。

②耳穴：神门、子宫、肾、交感、内分泌。每次取 2～3 穴针刺。

第 5 章

康复调养

三分治疗七分养，自我保健恢复早

🈳️🈳️🈳️ ✎✂️🔧⌚️✂️🏍️🔍✖️🔧💧👤💊👁️📋📏🔨🦷⬜🗄️📟💊

🈳️ 患痛经后应怎样调养

调养是指痛经患者根据自己的实际情况，为了配合治疗所采取的一系列自我调养方法，以促进疾病康复。

（1）悦心畅志，安定情志：痛经患者大多具有精神紧张、恐惧的心理变化，每至月经来临而加剧精神负担，作为这一类患者，自己要调摄精神，保持心情舒畅，摒除不良的心理变化，特别是月经来临之时更要维持良好的心境，否则精神过度紧张、恐惧、抑郁等，会直接影响脏腑气机，加重病情，不利康复。即如《素问·汤液醪醴论》所说："精神不进，意志不治，故病不可愈。"尤其是青春期妇女，由于对自身生理知识，月经的来潮等不了解而易造成精神负担，可通过学习了解有关的月经生理知识，解除疑惑，以消除精神负担。对于精神负担过重者可采取移情易性、自我暗示、动形怡神、怡情畅神等方法进行自我调养。

（2）注意卫生，祛除病邪：某些痛经是由于不注意个人卫生所造成的。如经期性交、外阴不洁、细菌上行感染等所引起的子宫内膜炎、宫颈炎、子宫内膜结核等。因而讲究个人卫生，特别是月经期的卫生，对于痛经的康复有着很大帮助。一是要绝对禁止经期性交、坐浴等。二是勤洗外阴部，平时注意冲洗阴道，勤换洗内衣、月经带，月经垫要清洁、消毒，以杜绝细菌上行感染。

（3）饮食有节，识病用膳：俗话说："十分病，七分养。"在这七分调养中，饮食调养是重要的一个方面。合理的饮食，不但能增强体质，补充机体所需要的各种营养，而且能促进疾病的恢复，痛经患者在调养过程中，要针对自己的病情选用和调配饮食。一般来讲，痛经患者不宜食用寒凉、酸涩的食物，可多食用一些温热、行滞的食物，如牛羊肉、荔枝、生姜、橘子、萝卜、茴香、川椒、山楂等。再则要依据痛经病的证型合理选用和调配食物。气滞血瘀性痛经，可食用具有行气活血的食物，如橘子、丝瓜、大萝卜、山楂、荔枝等；寒湿凝滞性痛经可食用具有温经散寒的食物，如生姜、茴香、肉桂、牛羊肉、核桃等；气血不足性痛经，可多食用具有补气养血的食物，如大枣、鸡肉、胡桃、黑豆、动物肝脏、龙眼肉、山药、海参等；肝肾不足性痛经，可多食用具有补益肝肾的食物，如枸杞、桑椹、海参、莲子、大虾、鳖等；阳虚内寒性痛经，可多食用补肾助阳散寒的食物，如麻雀、韭菜、肉桂、茴香、狗肉、动物肾等。

（4）劳逸适度，起居有常：劳逸适度是说痛经患者，不要过度劳累，也不宜久逸不劳，不做运动，主要是掌握适度。适当活动的本身，就能帮助气血运行，缓解疼痛。可是月经期要适当多休息，保持体力，以增强抗御疼痛的能力，但也不宜久卧不起，反而耗伤正气，不利经血的顺利排出。起居有常是说痛经患者也要保持一定的生活规律，不要因为疼痛而卧床不起，进食也无定时，终日无精打采，昏昏沉沉地过日子。痛经患者必须养成良好的生活规律，适当活动，以调动本身的积极因素，提高战胜病邪的能力，促进机体早日康复。

如何护理痛经患者

这里所说的护理主要是指痛经患者的家属对患者的护理、照顾，以帮助患者渡过月经期，促使患者尽早康复和减轻患者的痛苦。对于专业医护人员对痛经患者的护理，在此不作详述。

（1）避免精神刺激：喜怒忧愁，人皆有之。然而痛经患者由于疾病的原因，其情绪易于激动，稍遇外界刺激，就常常出现烦躁、发怒、恐惧、紧张、忧思等心理变化。所以患者家属应当给患者创造一个良好环境，避免对患者造成精神刺激，再则要善于观察患者的心理变化情况，对其进行劝说开导，以保持良好的心理状态。特别是对初潮痛经的青春期妇女，更要给予介绍有关的月经生理卫生知识，使其知道这一生理现象，消除思想上的顾虑和恐惧、羞涩等不良心理活动。还要针对患者的具体情况，配合采取一些必要的心理治疗措施，如以情胜情、暗示解惑、顺情从欲等。

（2）合理安排饮食：合理安排饮食是患者家属应当着重进行的护理方法之一。由于女性特殊的生理现象，以及痛经的发病机制所决定，进食不合理，特别是过食生冷等。往往是造成寒凝胞宫，引起和加重痛经的原因之一。因此在护理患者的过程中，一定要科学安排饮食，以促进病情康复。有关饮食的宜忌可参阅调养一节。

（3）防止寒湿为患：护理痛经患者，要结合四季气候变化的特点进行。月经期患者抗御寒湿的能力减弱，在气候寒冷的季节要注意为患者保暖，室内温度要尽量提高些，穿着衣装适当增加些。在痛经发作时，有的患者往往感到小腹部发凉，周身寒冷，可给予热水袋，热熨小腹部。在气候炎热潮湿的夏季，要为患者勤换洗衣服，勤晒被褥，更不要让患者居于潮湿之地。并要防止淋雨涉水，用冷水洗澡等。

（4）督促配合诊治：由于受传统封建意识的影响，大多女性患病之后，羞于启齿，不愿去医院诊治，有的中年女性，认为痛经不是什么大病，也懒得去医院检查治疗。在这种情况下，作为患者的亲人要督促、劝说，或陪伴患者尽早去医院检查治疗，以早日减轻或解除患者痛苦。另外，有些继发性痛经，往往是肿瘤最先出现的一个症状之一，如果不能及时检查确诊，及早进行治疗，会延误病情。例如子宫颈癌、子宫癌患者，有的会首先出现痛经的表现，这时得不到及时的确诊治疗，就会贻害终生。再者，患者在治疗过程中，有的会因见效慢、服药周期长而不愿继续服药，这时也要劝说患者，树立信心，坚持治疗。在护理患者过程中还要谨遵医嘱，有的放矢地进行观察和护理患者，以互相配合，提高治疗效果。

如何护理月经病患者

月经病的护理主要是指患者亲属对患者的护理与照顾，以促使疾病的早日康复。由于月经病患者，除个别急重症之外，较少住院治疗，故对于专业医护人员的护理，在此不作详述。

（1）掌握用药方法：中医治疗月经病多数利用汤剂，汤剂也是中医使用最为广泛的一种剂型，掌握煎药方法与遵医嘱而择时给药，是提高疗效的重要环节。煎药以砂锅与瓷器为佳，药物在煎煮前应先加水浸泡，加水量与煎煮时间则应根据药物的种类与药用部位不同及药物的煎煮时间长短而定。如芳香气薄的白豆蔻、砂仁、薄荷、藿香、钩藤等药宜后下，煎一至二沸即可；金石介壳类的龙骨、牡蛎、磁石、石决明、珍珠母、龟板、鳖甲等宜先煎；草本药物宜适量多加点水，金石介壳类药物可适量少加点水等。另外，有些药物不宜直接水煎，如饴糖、蜂蜜宜在煎好后去渣兑入；阿胶、鹿角胶、龟板胶等则宜烊化后兑入煎好的药汁内服用；鹿茸、琥珀、三七等药宜先研成细粉，再用煎剂或温开水冲服等。以上这些药物的具体用法如果不加注意，则可严重影响疗效。

　　无论使用汤剂，还是使用丸剂、散剂或外用药剂时，都应谨遵医嘱，不得擅自改变剂量与给药时间与方法。

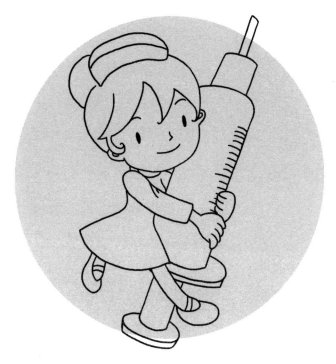

　　（2）观察药后反应：患者用药以后，应密切观察用药以后的各种反应，尤其是服用峻烈药物以后，更应仔细加以观察。如治疗血瘀型痛经服用有逐瘀功用的药剂后，除应观察患者的疼痛程度的变

化外，还要特别注意月经量的改变；又如兼有表证的月经病服用具有发汗作用的药剂后，必须注意观察药后的出汗情况，倘若患者出汗过多则应及时向医生报告，并应注意让患者避风；再如月经非时而下与出血类月经病的患者，患者服药后应密切观察其出血情况，以免因病重药轻或投药过量而产生不良反应。以上所举都应引起接受治疗者及其亲属的高度重视。

需要赘言的是，有许多患者用药以后易产生恶心呕吐的反应。患者服药后一旦有恶心欲吐的先兆，应先让患者安定休息，给患者少许温开水或糖水漱口，或让患者口含生姜片以止呕。

（3）避免精神刺激：患者病后往往会变的疑虑重重，情绪不稳，稍遇外来刺激则易于引起烦躁易怒，紧张忧虑，以致影响疾病的顺利治疗。鉴于此，患者亲属应尽量避免对患者的精神刺激，努力创造一个好的疗养氛围。还可以针对患者的内心活动，酌情配合一些必要的心理疏导，以利于疾病的康复。

（4）督促检查治疗：由于受封建观念的影响，多数女性患月经病以后羞于启齿，不愿去求医诊治；还有些已婚女性，发现月经异常后懒得去医院检查治疗，尤其是那些痛苦不大，而又没有明显自觉症状的月经病，患者多数引不起重视。在这种情况下，作为患者的亲属应督促或陪伴患者尽早去医院检查，以免延误治疗。

如何预防痛经

妇女由于经、带、胎、产的特殊生理现象，易于导致病邪的侵害而发生痛经。所以素日注意个人卫生保健，是预防痛经的有效措施。

（1）学习掌握月经卫生知识：月经的来临，是女子进入青春期的标志，然而有些年轻女性由于对月经出血现象缺乏了解，会产生不必要的恐惧、紧张与害羞等心理变化。这些不良的心理变化过度持久的刺激，则易造成气机紊乱，血行不畅而诱发痛经。因而年轻女性多学习一些有关的生理卫生知识，解除对月经产生的误解，消除或改善不良的心理变化，是预防痛经的首要问题。正如《素问·上古天真论》中所说："恬淡虚无，真气从之，精神内守，病安从来。"

（2）生活起居要有一定规律：《素问·上古天真论》中说："其知道者，法于阴阳，和于术数，饮食有节，起居有常，不妄作劳，故能形与神俱，而尽终其天年，度百岁乃去。"就是说要保持身体健康，就要遵守一定的法度，适应自然环境的变化，饮食、起居、劳逸等要有节制并科学安排，方不致生病。女性由于其特殊的生理现象，在生活与起居、劳作方面必须要合理安排，有一定的规律。不宜过食生冷，不宜久居寒湿之地，不宜过劳或过逸等，尤其是月经期更需要避免寒冷刺激，淋雨涉水，剧烈运动和过度精神刺激等。

（3）积极做好五期卫生保健：五期卫生保健是指女性月经期、妊娠期、产褥期、哺乳期、更年期的卫生保健。在这五个时期，女性抗御病邪的能力降低，易于导致病邪的侵害而发病。认真做好五期卫生保健，对于预防痛经有着重要意义，特别是一些继发性痛经患者，往往是由于五期卫生保健不利而造成的。在这五期，无论是个人卫生，还是饮食起居，情志调养，劳动锻炼等，都要恪守一定的保护措施，方不致引起女性病，从而保证身体健康。

（4）锻炼身体提高健康水平：经常锻炼身体，能增强体质，减少和防止疾病的发生。如汉代医学家华佗就早已认识到体育锻炼能促进血脉流通，关节流利，气机调畅，可防治疾病，从而创立了"五禽戏"，供世人健身运用。女性经常参加一些体育锻炼，对于预防和治疗月经期腹痛也是有好处的。

（5）积极进行妇科病的诊治：积极正确地检查和治疗妇科病，是预防痛经的一项重要措施。首先月经期应尽量避免做不必要的妇科检查及各种手术。若行放环、通液术，以及妇科检查等，均应在月经干净后3～7天内进行，这样可防止细菌上行感染。再则在行剖腹产、子宫切开术时，缝合肌层，缝线不要穿过子宫内膜，避免造成子宫内膜异位。关键是一旦发现患有妇科疾病，就要积极治疗，以祛除引起痛经的隐患。

总之，预防痛经要从月经初潮之前开始积极进行，直至绝经之后方可避免痛经的发生。特别是中年女性，不要错误地认为自己没有痛经病就放松警惕，这一阶段多是继发性痛经的高发阶段，必须注意个人卫生，正确采取预防措施，倘若发生痛经病后就要积极进行检查和治疗，以保证自己的身体健康。

第6章

预防保健

保持饮食好习惯，远离疾病活到老

如何用药酒治疗痛经

用药酒治疗疾病具有悠久的历史，在《五十二病方》中就有记载。近些年来药酒在临床上的应用更趋广泛，应用药酒治疗痛经也取得了满意疗效。

（1）患者自己制药酒

①药酒的加工处理：一般来讲，从药店买来的药材大多都已加工成了饮片，我们可以再将其适当粉碎一下即可。对于较大的皮、根、茎、矿石类，果实类等捣成粗颗粒。叶、草等剪成2cm长的草段即可。

②酒的选择：制取药酒大多宜用50°以上的白酒，这个度数的酒便于将药物的有效成分浸出。然而大多数妇女不喜欢用高度酒，这样的话就可选用黄酒，能胜白酒者可选用白酒。

③药酒的制取：这里介绍两种制取药酒的方法：一是冷浸法，适用于以白酒制取药酒。将加工好的药材浸入酒中密封，每日摇动两次，三周后过滤去渣，或再加入适当调味品（如蜂蜜、白糖）即可。二是热浸法，适用于以黄酒制取药酒。将加工好的药材浸入黄酒中，待2h后再隔水加热约20min，取下后密封浸泡24h，过滤去渣后即可服用。

（2）药酒在痛经中的临床运用

[气滞血瘀型]

①丹参祛痛酒：丹参、元胡各30g，川牛膝、红花、郁金各15g，酒500ml。冷浸或热浸法制取。月经前3天开始服，每日3次，每次服15～20ml。

②当归元胡酒：当归、元胡、没药、红花各15g，白酒1000ml。冷浸法制取。每日3次，每次10～15ml。月经前3天开始服。

③田七丹参酒：田七30g，丹参60g，黄酒500ml。热浸法制取。每日2次，每次服20～30ml，月经前3天开始用。

④山楂荔枝酒：山楂、荔枝核各50g，酒600ml。冷浸或热浸法制取。每日2～3次，每次15～20ml。经前3天开始用。

[寒湿凝滞型]

①茴桂酒：小茴香30g，桂枝15g，白酒300ml。冷浸法制取。每日3次，每次服15～25ml，月经前3～5天开始服。

②红糖醴：红糖10g，黄酒50ml。文火煮沸后顿服，每日1剂。

③调经酒：当归、川芎、吴茱萸各12g，炒白芍、茯苓、陈皮、元胡、丹皮各9g，熟地、香附各18g，小茴香、砂仁各6g，白酒1500ml，黄酒1000ml。热浸法制取。每日2次，每次15～25ml，月经前5天开始服。

［阳虚内寒型］

①少腹逐瘀酒：小茴香、干姜、肉桂、五灵脂、蒲黄各 20g，元胡、当归、川芎、赤芍各 30 克，没药 10 克，白酒 1500ml。冷浸法制取。每日 2 ～ 3 次，每次 10 ～ 15ml，月经前 3 天开始服用。

②乌药温经酒：乌药 30g，肉桂、川芎、干姜各 15g，白酒 500ml。冷浸法制取。每日 2 次，每次 15 ～ 20ml，月经前 1 周开始服。

③胡桃酒：胡桃仁 120g，小茴香、杜仲、补骨脂各 60g，白酒 2000ml。冷浸法制取。每日 2 次，每次 20 ～ 30ml，月经前 1 周开始用。

［湿热下注型］

①公英薏仁酒：蒲公英 50g，薏苡仁 30g，黄酒 1000ml。热浸法制取。每日 2 次，每次 20 ～ 30ml，月经前 1 周开始服。

②龙胆泻肝酒：龙胆草、黄芩各 30g，山栀子 20g，柴胡、泽泻各 10g，车前子、木通各 6g，生地、当归各 5g，黄酒 1000ml。热浸法制取。每日 3 次，每次 20 ～ 25ml。月经前 1 周开始服。

［气血不足型］

①归芪酒：当归、黄芪各 150g，大枣 100g，黄酒 1500ml。热浸法制取。每日 3 次，每次 15 ～ 25ml。

②十全大补酒：党参、黄芪、熟地、当归各 30g，茯苓、白术、白芍、川芎各 20g，肉桂、甘草各 10g，黄酒 1500ml。热浸法制取。

每日 3 次，每次 15 ~ 25ml。

③人参金芍酒：生晒参、参须、白芍各 30g，白酒 1000ml。冷浸或热浸法制取。每日 3 次，每次 10 ~ 15ml。

［肝肾亏损型］

①固本酒：人参、麦冬、天冬、熟地、生地各 15g，黄酒 1000ml。热浸法制取。每日 3 次，每次 15 ~ 30ml。

②固精酒：枸杞子 60g，当归 30g，熟地 90g，黄酒 1500ml。热浸法制取。每日 2 ~ 3 次，每次服 15 ~ 20ml。

③滋阴止痛酒：女贞子、枸杞子、生地各 30g，龟板、川楝子、元胡各 20g，黄酒 1000ml。热浸法制取。每日 3 次，每次 20 ~ 30ml，月经前 3 ~ 5 天开始服用。

🧑 如何用药膳治疗痛经

药膳是用食物附佐药物而制成的食品，它借助了食物的营养之性，以及药物的性味和治疗作用，起到了进食充饥和治疗疾病的双重作用。药膳治疗痛经就是食物与治疗痛经的药物相配，构成佳美的食品或菜肴供患者食用，从而起到治疗痛经的作用。

痛经患者在用药膳治病时应注意几点：首先要根据患者的具体

证型合理选用药膳，方能起到治疗作用，不然的话反而会加重病情，不利于康复。其次要掌握用膳的剂量，如果不顾病情变化一味用膳，并以越多越好，过食猛吃，反而会受其害，再次是根据月经生理特点，分阶段合理安排和制作不同的药膳食用，既体现了中医治病特点，又能使病人不至于吃一种药膳，造成乏味和过量危害。

（1）气滞血瘀型

①益母草煮鸡蛋：益母草60g，元胡20g，鸡蛋2枚。用水同煮，蛋熟后去皮再煮，去药渣后吃蛋喝汤。月经前3～5天开始用，连用7天。

②萝卜陈皮粥：白萝卜200g，陈皮20g，面粉及调味品适量。做粥食用。

③益母草粥：益母草（鲜品）100g，粳米50g，红糖适量。煮粥食用。

④酒糟蛋：鸡蛋6枚，酒糟50g，香附、桃仁、川芎各12g。鸡蛋煮熟后去壳同药一起煮约1小时。月经前3天开始用，早晚各吃鸡蛋1枚，并饮小量汤。

⑤桃仁饼：桃仁50g、鸡内金、陈皮、元胡各20g。共为细末，同适量面粉烙饼食用。

（2）寒湿凝滞型

①当归羊肉汤：当归30g，肉桂、茴香、川椒各10g，羊肉

200g。加水同煮，肉熟后加适量调味品，食肉喝汤。经前 3 ~ 5 天开始用，连用 7 天。

②艾叶茴香蛋：艾叶、大小茴香各 30g，鸡蛋 2 枚。加水煮，蛋熟后去壳再煮，食蛋。月经前 3 ~ 5 天开始食用，连用 1 周。

③三椒鸡：胡椒、八角、川椒各 10g，鸡肉 200g，调味品适量。煮熟鸡肉后吃肉喝汤。

（3）阳虚内寒型

①桂花猪腰：肉桂、花椒各 10g，巴戟天 6g，猪腰 1 对，调味品适量。加水同煮，待肉熟后食肉喝汤。

②茴香麻雀汤：大茴香、小茴香、砂仁各 10g，麻雀两只，调味品适量。加水共同炖汤，食肉喝汤。

③附桂乌鸡蛋汤：附子 10g，肉桂 6g，胡椒 5g，乌鸡蛋 2 枚，葱姜少许。将药煎汤后打入鸡蛋，放盐调味后食用。

（4）湿热下注型

①马齿苋粥：干马齿苋 30g，大米适量。共煮粥食用。

②玉米赤豆粥：薏苡仁、赤小豆各 50g，砂仁 6g。共煮粥后食用。

③鲜藕丝瓜汤：鲜藕、丝瓜、鲜蒲公英、调味品各适量。做汤食用。

④蚌肉冬瓜汤：冬瓜 500g，河蚌肉 250g，黄酒、葱、姜、盐、味精适量。炖汤食用。

⑤二草粥：败酱草、车前草（鲜品）各30g，面粉适量。做粥食用。

（5）气血不足型

①黄芪桂圆鸡：黄芪、桂圆各60g，元胡20g，母鸡1只，加水同煮，肉熟后放调料，食肉喝汤。

②银耳汤：银耳30g，大枣20枚，瘦猪肉适量。加水煮汤，放调料后食用。

③鸡肉炖黄芪阿胶：鸡肉250g，黄芪30g，阿胶15g，葱、姜、盐各适量，共做汤食用。

④归芪羊肉汤：羊肉500g，当归60g，黄芪30g，调味品适量。共作汤食用。

⑤香菇鸽肉汤：香菇30g，鸽子1只，共煮熟后放调味品食用。

（6）肝肾亏损型

①枸杞桑椹鸡肉汤：枸杞子、桑椹子各20g，鸡肉100g，调味品适量，共做汤食用。

②女贞炖甲鱼：女贞子10g，甲鱼1只，调味品适量。女贞子用布包同甲鱼一同煮，然后放调味品食用。

③白鸽甲鱼汤：白鸽1只，甲鱼50g，调味品适量，共做汤食用。

如何用膳食疗法治疗痛经

膳食治疗，简单地说就是痛经患者应该吃什么饭菜和不适宜吃什么饭菜，痛经患者有不同的证型，食物有四气五味之性，患者在日常生活当中，特别是月经期及其前后，能够科学进食，利用食物的偏性来纠正机体的阴阳偏颇，协调脏腑功能，可促进痛经康复。

月经是妇女特殊的生理现象，在这期间要特别注意饮食调节。对痛经患者来说，要避免吃生冷食物以及大辛大热的食物。否则经血运行不畅的现象就会更趋加重，不仅不利于疾病恢复，反而会加重疼痛。可多吃一些具有温通之性的食物，再就是要根据不同的证型选用不同气味和属性的饭菜。

（1）气滞血瘀型：可多吃一些具有行气活血的食物，如大萝卜、荔枝、橘子、山楂、丝瓜、桃仁、鸡内金、芹菜、油菜、鲅鱼、墨鱼、花生、茴香等。

（2）寒湿凝滞型：可多吃一些具有祛寒除湿，温经通脉的食物，如生姜、大葱、茴香、八角、花椒、高粱、扁豆、韭菜、芥菜、辣椒、荔枝、桃子、栗子、羊肉、鹿肉、鸡肉、狗肉、鲤鱼、鲫鱼、黄鳝、海蛇、胡椒等。

（3）阳虚内寒型：可多吃一些具有温补脾肾，益阳散寒的食物，如豆油、胡椒、八角、茴香、韭菜、羊肉、牛肉、狗肉、动物肾、鸽肉、麻雀、草鱼、虾、海马等。

（4）湿热下注型：可多吃一些具有清利下焦湿热的食物，如苦瓜、苦菜、马齿苋、茄子、黄瓜、冬瓜、油菜、菠菜、绿豆、苹果、梨、薏仁、茶叶、紫菜、赤小豆、黄花菜、蚬等。

（5）气血不足型：可多吃一些具有补气生血的食物，如海参、鸡肉、大枣、黑豆、香菇、枸杞、龙眼肉、奶、蛋、葡萄、动物肝、章鱼、泥鳅、黄花鱼等。

（6）肝肾亏损型：可多吃一些具有补肝肾的食物，如枸杞子、银耳、木耳、椰子、核桃、动物肾、猪髓、牛髓、羊肝、牛筋、鹿尾、鸡肝、鹌鹑、带鱼、甲鱼、干贝、鲍鱼、胎盘、鸭蛋、乌龟等。

经期保健应注意哪些问题

（1）清洁卫生：经期要保持外阴清洁，每晚用温开水擦洗外阴，不宜洗盆浴或坐浴，应以淋浴为好；卫生巾、纸要柔软清洁；月经带、内裤要勤换、勤洗，以减轻血垢对外阴及大腿内侧的刺激，洗后开水烫一下，并在太阳下晒干后备用；大便后要从前向后擦拭，以免脏物进入阴道，引起阴道炎或子宫发炎。

（2）调节情志：中医学认为，情志异常是重要的致病因素之一，而精神情绪对月经的影响尤为明显。故经期一定要保持情绪稳定，心情舒畅，避免不良刺激，以防月经不调。

（3）劳逸结合：经期可照常工作、学习，从事一般的体力劳动，可以促进盆腔的血液循环，从而减轻腰背酸痛及下腹不适，但应避免重体力劳动与剧烈运动，因过劳可使盆腔过度充血，引起月经过多、经期延长及腹痛腰酸等；并保证充足睡眠，以保持充沛精力。

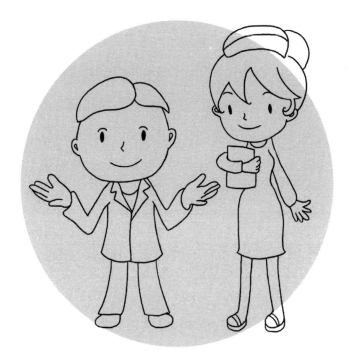

（4）饮食有节：月经期因经血的耗散，更需充足的营养；饮食

宜清淡温和，易于消化，不可过食生冷，因寒使血凝，容易引起痛经，以及月经过多或突然中断等。不可过食辛辣香燥伤津食物，减少子宫出血。要多喝开水，多吃水果、蔬菜、保持大便通畅。

（5）寒暖适宜：注意气候变化，特别要防止高温日晒，风寒雨淋，或涉水、游泳，或用冷水洗头洗脚，或久坐冷地等。

（6）避免房事：月经期，子宫内膜剥脱出血，宫腔内有新鲜创面，宫口亦微微张开一些，阴道酸度降低，防御病菌的能力大减。如此时行房，将细菌带入，容易导致生殖器官发炎。若输卵管炎症粘连，堵塞不通，还可造成不孕症。也可造成经期延长，甚至崩漏不止。因此，妇女在行经期间应禁止房事，防止感染。

（7）勿乱用药：一般妇女经期稍有不适，经后即可自消，不需用药，以防干扰其正常过程。若遇有腹痛难忍或流血过多，日久不止者，需经医生检查诊治为妥，不要自己乱投药饵。

（8）做好记录：要仔细记录月经来潮的日期，推算下月来潮日期的情况，便于早期发现月经不调、妊娠等。

怎样用食疗及便方成药治疗经行胃脘痛

月经来潮前后或经期，出现上腹近心窝处疼痛，经净后逐渐减轻或消失，随月经来潮呈周期性发作者，称为"经行胃脘痛"。常见的证型有肝气犯胃、瘀血滞留、胃阴不足、脾胃虚寒、食滞胃脘、寒邪犯胃等。以下方药可以选用。

（1）中成药

①保和丸，每服 6g，日服 3 次。

②山楂内消丸，每服 6g，日服 2 次（上方适用于食积胃脘者）。

③附子理中丸，每服 6g，日服 2 次。

④良附丸，每服 6g，日服 2 次（上方适用于寒凝气滞者）。

⑤十香暖脐膏，敷脐或胃脘部（适用于寒湿凝滞者）。

⑥舒肝止痛丸，每服 5g，日服 2 次。

⑦舒肝和胃丸，每服 6g，日服 3 次（适用于肝胃不和者）。

⑧黄芪建中丸，每服 6g，日服 3 次（适用于脾胃虚寒者）。

⑨左金丸，每服 6g，日服 2 次（适用于肝郁火旺者）。

⑩金佛止痛丸，每服 10g，日服 2 次（适用于气滞血瘀者）。

（2）简便验方

①黄连 10g，吴萸 3g，元胡、乌贼骨各 12g。水煎服（适用于肝郁化火犯胃者）。

②白芍 30g，乌梅 20g，川楝子、甘草各 10g。水煎服（适用于胃阴不足者）。

③元胡 15g，五灵脂、香附各 10g。水煎服（适用于气滞血瘀胃痛者）。

④炒莱菔子、鸡内金各 30g。共研为细末，每服 5g，日服 3 次。

⑤山楂 12 克，莪术、生姜各 6g。水煎服（上方适用于食滞胃脘者）。

⑥高良姜、乌药、香附各 6g。水煎服（适用于胃寒气滞者）。

⑦金铃子、元胡、乌药各 10g。水煎服（适用于气滞胃痛者）。

⑧香附 10g，沉香、甘松各 15g。水煎服（适用于各型胃痛患者）。

（3）饮食疗法

①厚朴 30g，大黄、海螵蛸各 20g，莱菔子 15g，黄酒 1000ml。煮数沸去渣，每服 30ml，日服 2 次（适用于食滞胃脘者）。

②青梅 30g，石斛 15g，黄酒 500ml。制法与用法同上（适用于胃阴不足胃痛者）。

③小茴香、生姜末各 30g，红糖 50g，黄酒 600ml。制法与用法同上（适用于胃寒者）。

④陈皮 10g，莪术 3g。代茶饮（适用于气滞血瘀胃痛者）。